Rebeh Bougossa
Fatma Larbi
Chawki Loussaief

Infecções do trato urinário por Enterobacteriaceae resistentes aos carbapenemes

Rebeh Bougossa
Fatma Larbi
Chawki Loussaief

Infecções do trato urinário por Enterobacteriaceae resistentes aos carbapenemes

ScienciaScripts

Imprint

Any brand names and product names mentioned in this book are subject to trademark, brand or patent protection and are trademarks or registered trademarks of their respective holders. The use of brand names, product names, common names, trade names, product descriptions etc. even without a particular marking in this work is in no way to be construed to mean that such names may be regarded as unrestricted in respect of trademark and brand protection legislation and could thus be used by anyone.

Cover image: www.ingimage.com

This book is a translation from the original published under ISBN 978-620-6-70858-2.

Publisher:
Sciencia Scripts
is a trademark of
Dodo Books Indian Ocean Ltd. and OmniScriptum S.R.L publishing group

120 High Road, East Finchley, London, N2 9ED, United Kingdom
Str. Armeneasca 28/1, office 1, Chisinau MD-2012, Republic of Moldova, Europe
Printed at: see last page
ISBN: 978-620-7-99350-5

Conteúdo

1 INTRODUÇÃO 2
2 LEMBRETE E DEFINIÇÕES 3
3 PACIENTES E MÉTODOS...13
4 RESULTADOS 15
5 DISCUSSÃO 43
6 CONCLUSÃO..74
7 Bibliografia..78
8 APÊNDICES..92
Resumo..98

1 INTRODUÇÃO

A infeção do trato urinário (ITU) é um ataque ao trato urinário por um ou mais microrganismos, gerando uma resposta inflamatória e sintomas de natureza e intensidade variáveis consoante o terreno. A importância desta patologia reside na sua frequência. A crescente frequência a nível mundial da resistência bacteriana aos antibióticos complica a gestão terapêutica desta patologia e justifica um controlo regional periódico da eficácia destes medicamentos.

A propagação global de Enterobacteriaceae produtoras de β-lactamases de espetro alargado levou a um aumento da prescrição de carbapenemes. A utilização de carbapenemes é acompanhada pelo aparecimento de enterobactérias resistentes aos carbapenemes. Estas estirpes são muitas vezes multi-resistentes à maioria dos antibióticos mais frequentemente utilizados em medicina humana, nomeadamente aos aminoglicosídeos e às fluoroquinolonas, o que pode conduzir a verdadeiros impasses terapêuticos. Esta propagação é tanto mais crítica quanto ocorre numa altura em que o desenvolvimento de novas moléculas activas contra os bacilos Gram-negativos é ainda limitado. Por conseguinte, as infecções urinárias causadas por uropatogénios resistentes aos carbapenemes constituem atualmente um importante problema de saúde pública, tanto a nível mundial como em França.

Propomos este estudo, que tem por objetivo :
determinar as caraterísticas epidemiológicas, clínicas, biológicas, terapêuticas e evolutivas das infecções do trato urinário por enterobactérias resistentes aos carbapenemes na nossa região e
- investigar os factores envolvidos na seleção destas estirpes resistentes.

I. Infeção do trato urinário

A ITU é um ataque a todo ou parte do trato urinário por um ou mais microrganismos, que são responsáveis por uma reação inflamatória. As manifestações clínicas das ITU são variáveis e dependem essencialmente do estado do doente. O diagnóstico baseia-se na presença de sinais clínicos sugestivos (sinais urinários e/ou dores nas costas e/ou febre) e de uma bacteriúria significativa associada a leucocitúria.

1. Tipos de ITU: cistite, pielonefrite aguda, infeção do trato urinário masculino

1.1. Cistite aguda

Resulta de uma resposta inflamatória à adesão de agentes patogénicos ao urotélio da bexiga. Manifesta-se por um ou mais dos seguintes sinais funcionais urinários:

* Ardor ao urinar
* Polaciúria (aumento da frequência de micção) e urgência urinária
* Outros sinais menos frequentes incluem dor hipogástrica, hematúria terminal e urina turva.

Estes sinais urinários são isolados. A febre e as dores nas costas estão ausentes.

1.2. Pielonefrite aguda

O quadro clínico típico combina sinais de cistite, que são frequentemente inaugurais e discretos, ou podem estar ausentes, com sinais de envolvimento do parênquima renal:

* febre e arrepios
* dor na fossa lombar, frequentemente unilateral, com irradiação para baixo em direção aos órgãos genitais externos, espontânea ou provocada pela palpação, percussão ou abanão da fossa lombar.
* sinais digestivos (vómitos, diarreia, inchaço abdominal), pouco frequentes, mas por vezes importantes

Existem formas frustradas com uma simples febre e/ou apenas dor lombar provocada, daí a importância de procurar sistematicamente estes sintomas num doente que apresente um quadro sugestivo de cistite.

1.3. Infecções do trato urinário masculino

As ITU masculinas são clinicamente heterogéneas, variando desde formas ligeiramente sintomáticas sem febre (conhecidas como "tipo cistite") até formas com envolvimento parenquimatoso óbvio, que podem mesmo levar a choque sético. Em algumas formas, o envolvimento prostático é clinicamente evidente: dor pélvica para além da micção, próstata tensa, aumentada e dolorosa ao exame rectal, estes sintomas podem ser descritos como prostatite.

Noutros casos, os sinais dominantes são os de ANP, tanto clinicamente como na imagiologia.

2. Formulários de acordo com a presença de um fator de risco de complicação ou a presença de uma complicação

As novas recomendações da Société de Pathologie Infectieuse de Langue Française (SPILF) para o tratamento de infecções bacterianas do trato urinário em adultos classificam as ITU como : ITU não complicada, ITU com risco de complicação e ITU grave [1].

2.1. IU simples

Estes casos dizem respeito exclusivamente a mulheres jovens sem factores de risco de complicação. Incluem cistite simples e PNA simples.

2.2. ITU com risco de complicação

Trata-se de ITUs que ocorrem em doentes com pelo menos um fator de risco que pode tornar a infeção mais grave e o tratamento mais complexo, e incluem: cistite com risco de complicação, ANP com risco de complicação e ITUs.

- Os factores de risco para as complicações das ITU são :

-    qualquer anomalia orgânica ou funcional do trato urinário (resíduo vesical, refluxo, litíase, tumor, cirurgia recente, etc.)

-    sexo masculino, devido à frequência de anomalias anatómicas ou funcionais subjacentes

-criança pequena

-gravidez

-    assunto antigo :

* doente com mais de 65 anos com ≥3 critérios de fragilidade da classificação de Fried: (perda de peso involuntária no último ano, velocidade de marcha lenta, baixa resistência, fraqueza/fadiga, atividade física reduzida).

*ou doente com mais de 75 anos

-imunodepressão grave

- insuficiência renal crónica grave (depuração <30 ml/min),

A diabetes, mesmo a que requer insulina, já não é um fator de risco para complicações.

2.3. IU grave

No caso de uma infeção do parênquima, é importante determinar se os critérios de gravidade estão preenchidos:

• sépsis

• choque sético

• uma indicação para drenagem cirúrgica ou interventiva (excluindo a cateterização simples da bexiga, devido ao risco de agravamento da sépsis no perioperatório).

No caso da ANP ou da MUI, a presença de um destes 3 critérios de gravidade define uma forma grave.

II. Carbapenemes

1. Definição

Os carbapenemes são antibióticos naturais ou semi-sintéticos pertencentes à família dos beta-lactâmicos e obtidos a partir de *Streptomyces cattleya*.

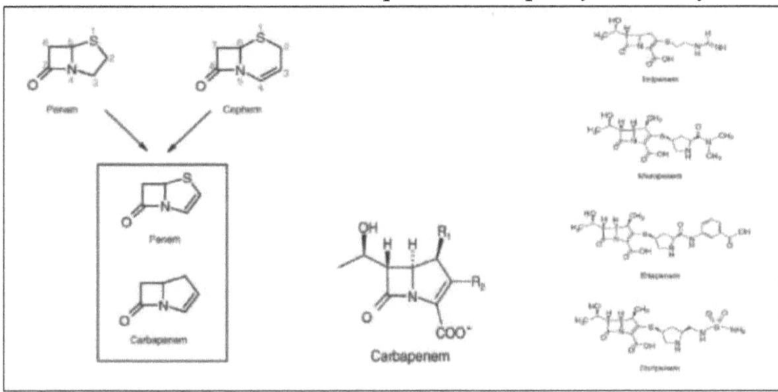

Figura 1: Estrutura dos carbapenemes [2].

Quatro moléculas representam esta subclasse de b-lactâmicos: imipenem, meropenem, ertapenem e doripenem.

Na Tunísia, apenas são comercializados o imipenem e o ertapenem.

2. Mecanismo e espetro de ação dos carbapenemes

Tal como outros ß-lactâmicos, os carbapenemes exercem a sua atividade bactericida ligando-se às proteínas de ligação à penicilina (PLP). Ao contrário das cefalosporinas e das aminopenicilinas, que se ligam principalmente à PLP3, os carbapenemes têm como alvo as PLP1a, 1b e 2, o que resulta na lise sem filamentação prévia e numa menor libertação de endotoxinas dos bacilos Gram-negativos [2] (fig.2).

Nas enterobactérias, as principais porinas envolvidas na passagem de antibióticos são as das famílias OmpF e OmpC. Qualquer alteração no número ou na atividade destas porinas pode ter um impacto imediato na resistência aos carbapenemes [3].

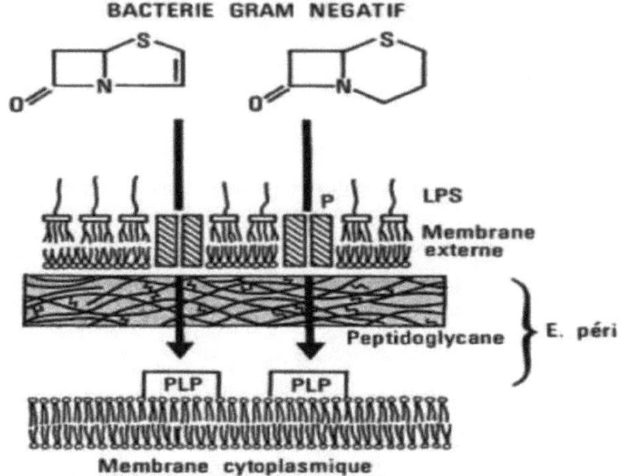

Figura 2: Representação esquemática da parede dos bacilos gram-negativos [4] PE: Espaço periplasmático, LPS: Lipopolissacáridos, P: Porinas, PLP: Proteínas de ligação à penicilina.

O espetro antibacteriano dos carbapenemes é amplo e praticamente o mesmo para todas as moléculas, com exceção de algumas diferenças [2] (Quadros I e II).

Todos os carbapenemes são activos contra bactérias gram-positivas, exceto os estafilococos e enterococos resistentes à meticilina, mas apenas o imipenem mantém alguma atividade contra *o Enterococcus faecalis*. Esta subclasse de antibióticos é ativa contra Enterobacteriaceae, incluindo estirpes produtoras de ESBL e estirpes do grupo III produtoras de cefalosporinase de alto nível, bem como *Pseudomonas aeruginosa* e *Acinetobacter baumannii*, com exceção do ertapenem. Este é o único carbapenem que não pode ser ativo em *P. aeruginosa* e *Acinetobacter baumannii*. Além disso, os carbapenemes não são activos em *Stenotrophomonas maltophilia* (devido à produção natural de uma metalo-beta-lactamase).

As 4 moléculas são altamente activas em todas as bactérias anaeróbias gram-positivas e gram-negativas. A sua combinação com a Eamikacina é ativa contra *Nocardia spp.*

Quadro I: Atividade in vitro dos carbapenemes em bactérias Gram-negativas [2].

Bactérias	Imipéneme	Meropenem	Doripeneme	Ertapenem
E. coli	0,12/0,25	0,016/0,03	0,03/0,06	< 0,015/s 0,015
E. coli ESBL	0,25/0,5	0,03/0,06	0,03/0,06	0,03/0,25
K. pneumoniae	< 0,06/1	0,03/0,12	0,06/0,12	<0,015/0,12
K. pneumoniae ESBL	0,25/1	0,03/0,12	0,06/0,12	0,06/0,25
Proteus mirabilis	0,5/2	0,06/0,06	0,12/0,25	<0.06/<0,06
Morsanella morsami	2/8	0,12/0,25	0,25/0,5	<0,015/0,03
E. cloacae	0,5/2	0,03/0,06	0,03/0,06	<0,015/0,06
Citrobacter freundii	1/1	0,03/0,06	0,03/0,03	<0,015/0,06

Serratia marcescens	1/2	0,06/0,12	0,12/0,25	0,03/0,12
H. influenzae	0,5/1	0,12/1	0,12/1	0,06/0,25
Moraxella Catarrhalis	0,06/0,12	≤ 0,015/< 0,015	0,12/0,25	0,06/0,25
Salmonella sp	<O,5/<O,5	0,03/0,03	0,06/0,06	< 0,06/<0,06
P. aerusinosa	1/32	0,5/32	0,5/8	> 8/> 8
Acinetobacter baumannii	0,25/0,25	0,25/1	0,25/1	4/> 8
Stenotrophomas maltophilia	> 8/> 8	> 16/> 16	>16/>16	> 8/> 8
Bacteroides frasilis	0,25/1	0,12/1	0,25/1	0,25/1
Prevotella spp	0,03/0,5	0,12/0,25	0,12/0,25	0,25-1
Fusobacterium spp	0,12/1	0,12/0,25	0,12/0,25	0,25/4

Os dados são MIC50 e MIC90 expressos em mg/l

Quadro II: Atividade in vitro dos carbapenemes em bactérias gram-positivas [2].

Bactérias	Imipeneme	Meropenem	Doripenem	Ertapenem
Staphylococcus aureus (EM)	0,06/0,06	0,12/0,12	0,06/0,06	0,12/0,25
S.aureus (MR)	R	R	R	R
Streptoeocus pyogenes	s 0,008/s 0,008	s 0,008/s 0,008	s 0,008/s 0,008	s 0,008/s 0,008
S. agalactiae	0,016/0,016	0,03/0,06	0,016/0,016	0,03/0,06
S. pneumoniae (PeniS)	s 0.06/s0.06	≤0,015/s 0,015	s 0,015/s 0,015	s 0,015/s 0,015
S. pneumoniae(PéniR)	0,5/1	0,5/1	0,5/1	1/2
Enterococcus faecalis	1/4	4/8	4/8	8/32
E. faecium	>8/>8	> 16/> 16	> 16/> 16	> 16/> 16
Listeria monocytogenes	0,03/0,12	0,12/0,12	Sem dados	0,25/0,5
Peptostreptococcus spp.	0,03/0,06	0,12/0,25	0,12/0,25	0,25/4

Os dados são MIC50 e MIC90 expressos em mg/l

3. Mecanismos de resistência bacteriana aos carbapenemes

O aparecimento de resistência aos carbapenemes nas bactérias pode levar a impasses terapêuticos.

Os dois principais mecanismos de resistência aos carbapenemes em Enterobacteriaceae são..:

- A aquisição de genes que codificam enzimas capazes de hidrolisar carbapenemes: carbapenemases

- uma redução qualitativa e/ou quantitativa da permeabilidade da membrana bacteriana associada à sobreexpressão de enzimas com uma atividade hidrolítica muito baixa em relação aos carbapenemes (produção de uma cefalosporinase ou ESBL associada a uma deficiência ou alteração das porinas) [3].

3.1. Carbapenemases

3.1.1. Definição

Trata-se de beta-lactamases (enzimas bacterianas capazes de hidrolisar o ciclo dos β-lactâmicos, tornando o antibiótico inativo antes de atingir as PLP) com elevada atividade hidrolítica em relação aos carbapenemes [5].

Representam o mecanismo de resistência mais importante do ponto de vista clínico, uma vez que comprometem a eficácia de quase todos os antibióticos beta-lactâmicos.

3.1.2. Classificação

A classificação das β-lactamases pode ser definida de acordo com duas propriedades: funcional e molecular. Existem várias classes de carbapenemases. Cada classe é designada por um acrónimo de três letras, por exemplo, KPC = *Klebsiella pneumoniae* carbapenemases; NDM = New Delhi metallo-P-lactamases.

- Classificação funcional [6]

Sofreu numerosas alterações desde a classificação inicial de Karen Bush em 1988. Atualmente, divide as β-lactamases mais conhecidas em quatro grupos funcionais principais (grupos 1 a 4), com vários subgrupos do grupo 2 que são diferenciados de acordo com o grupo de substrato específico ou um inibidor de perfil. Nesta classificação funcional, as carbapenemases encontram-se principalmente nos grupos funcionais 2f, 3 e 2d (ver quadro III).

Quadro III: Classificação funcional das carbapenemases [6].

GROUPES FONCTIONNELS	TYPE D'ENZYME
2f	NMC
	IMI
	SME
	KPC
	GES
3	IMP
	VIM
	GIM
	SPM
	NDM
2d	OXA

- Classificação molecular [7]

Ambler e outros classificaram as beta-lactamases com base nas sequências de aminoácidos em quatro grupos (A a D):

- Classe A: penicilinases de serina protease, inibidas pelo ácido clavulânico e pelo tazobactam.
- Classe B: metaloenzimas cujo sítio ativo contém um ião zinco, resistentes ao ácido clavulânico mas inibidas pelo EDTA.
- Classe C: cefalosporinases insensíveis ao ácido clavulânico, mas inibidas pela cloxacilina,
- Classe D: oxacilinases que hidrolisam a cloxacilina e são apenas ligeiramente inibidas pelo ácido clavulânico.

Neste sistema de classificação molecular, as carbapenemases são divididas nas classes A, B e D (Figura 3).

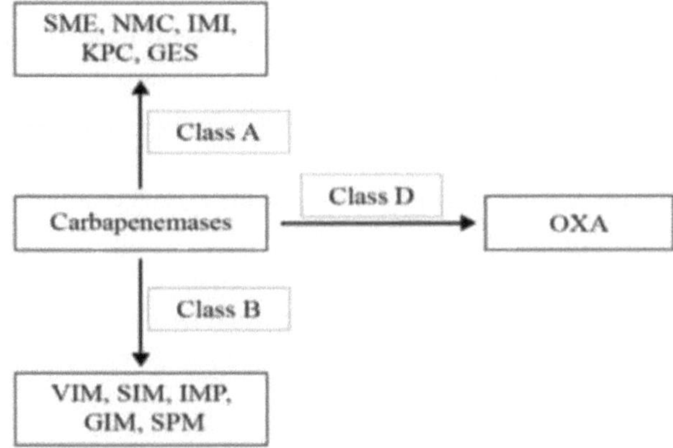

Figura 3: Classificação de Ambler das carbapenemases [7].

3.1.3. Emergência global de carbapenemases

As CPE surgiram rapidamente em diferentes partes do mundo, o que faz delas uma verdadeira epidemia mundial.

Apresentamos aqui os surtos epidémicos das principais carbapenemases a nível mundial.

❖ *Klebsiella pneumoniae carbapenemase (KPC)*

Como o seu nome sugere, a KPC está fortemente associada à *K. pneumoniae*, mas foi encontrada em várias enterobactérias, como *a Salmonella enterica, a E. coli* e *a K. oxytoca*, bem como na *Pseudomonas aeruginosa* [8].

Até à data, foram identificadas 19 variantes, mas a primeira identificada nos EUA em 1996, a KPC-2, continua a ser a mais comum [9]. Os países mais afectados são os EUA, Israel, Grécia e Itália [3]. A figura 3 é um mapa que mostra a distribuição geográfica das Enterobacteriaceae produtoras de KPC a nível mundial em 2012.

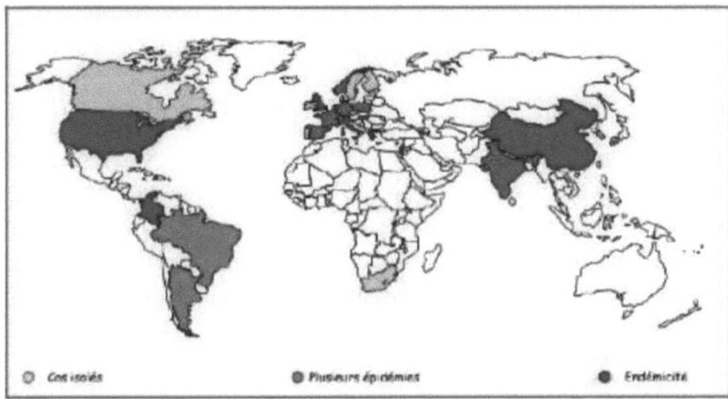

Figura 4: Distribuição geográfica das Enterobacteriaceae produtoras de KPC em 2012 [3].

9

❖ *Metalo-beta-lactamases de Nova Deli (NDM)*

A NDM com maior impacto clínico é a NDM-1, identificada pela primeira vez em 2009, na Suécia, num doente que regressava da Índia [10]. Subsequentemente, esta carbapenemase emergiu muito rapidamente em todo o mundo. No entanto, esta enzima é mais comum no subcontinente indiano (Índia, Paquistão e Bangladesh) [3] (Figura 5). A taxa de colonização fecal por Enterobacteriaceae produtoras de NDM-1 foi de 18,5% num hospital militar em Rawalpindi, Paquistão [11]. Foi registada uma disseminação ambiental generalizada (na água) de várias espécies de Enterobacteriaceae produtoras de NDM-1 em Nova Deli [12].

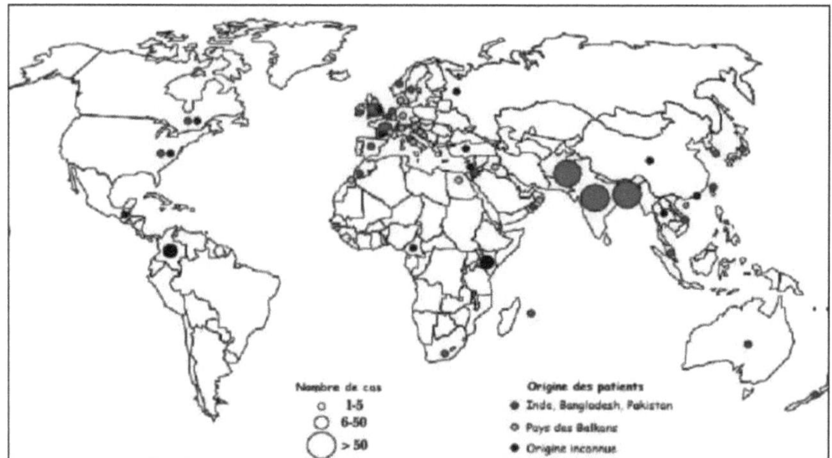

Figura 5: Distribuição geográfica das Enterobacteriaceae produtoras de NDM em 2012 [3].

❖ *Oxacilinase-48 (Oxa-48)*

O OXA-48 foi isolado pela primeira vez em 2003 de um doente turco [13] e, subsequentemente, espalhou-se pela Turquia, Médio Oriente e Norte de África [3] (Figura 6).

Em geral, as beta-lactamases da classe D de Ambler ou "OXA" (oxacilinases) formam uma família composta por 256 variantes, das quais um pequeno número tem atividade de carbapenemase. A OXA-48 não é uma carbapenemase potente: na ausência de outros mecanismos de resistência, como outras β-lactamases (tipo ESBL ou AmpC), perda de porinas ou bombas de efluxo, provoca uma ligeira redução da sensibilidade aos carbapenemes (resistência de baixo nível), o que pode dificultar a sua deteção no laboratório [14].

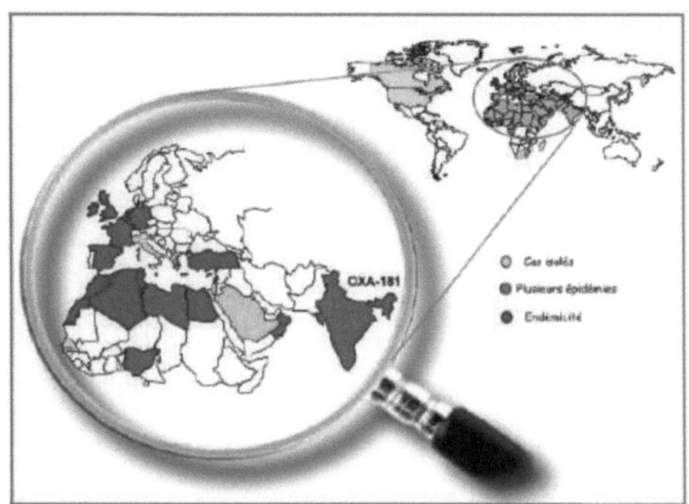

Figura 6: Distribuição geográfica das Enterobacteriaceae produtoras de OXA-48 em 2012
[3]

3.2. Alteração das proteínas de ligação à penicilina (PLPs)

Nas enterobactérias, certas estirpes de *Proteus mirabilis* podem ser resistentes ao imipenem em resultado de alterações das PLP (através de uma perda de afinidade pela PLP2 e de uma redução da quantidade de PLP1a). No entanto, este tipo de mecanismo continua a ser muito raro [15].

3.3. Associação de mecanismos

Nas enterobactérias, a resistência aos carbapenemes deve-se principalmente a uma combinação de mecanismos de resistência, combinando uma redução quantitativa ou qualitativa da expressão de proteínas transmembranares conhecidas como porinas com a produção de uma enzima que não tem uma atividade hidrolítica significativa em relação aos carbapenemes, como as cefalosporinases cromossómicas ou plasmídicas ou as ESBLs [3].

Inicialmente, este mecanismo foi descrito em espécies de enterobactérias que produzem naturalmente uma cefalosporinase (*Enterobacter spp, Serratia.spp, Citrobacter freundii, Morganella morganii*, etc.) [16] [17]. Mais recentemente, a resistência aos carbapenemes foi observada através da combinação de uma cefalosporinase ou ESBL com uma redução da expressão da porina em espécies de enterobactérias que não expressam naturalmente uma cefalosporinase (*Klebsiella pneumoniae, Proteus mirabilis, Escherichia coli, Salmonella spp*) [18] [19] [20].

Estas estirpes, que são resistentes aos carbapenemes mas não produzem carbapenemases, são muito menos resistentes a outras famílias de antibióticos

11

do que as EPC.

Foi comunicada uma combinação de mecanismos para as estirpes OXA-48 [21] , MBLs [22] e, mais raramente, para as KPCs [23], que por si só já apresentam níveis elevados de resistência aos carbapenemes.

Realizámos um estudo retrospetivo durante o período de estudo de 1 de janeiro de 2014 a 30 de abril de 2018. Todos os pacientes admitidos nas enfermarias do Hospital Universitário Taher Sfar em Mahdia com diagnóstico de infeção do trato urinário por Enterobacteriaceae resistente a carbapenem foram incluídos no estudo.

I. Recolha de dados

Para identificar os doentes com infecções do trato urinário por CRE, consultámos os registos dos exames citobacteriológicos de urina efectuados no laboratório de microbiologia do Hospital Universitário Taher Sfar em Mahdia durante o período do estudo.

As caraterísticas epidemiológicas, clínicas, paraclínicas, terapêuticas e evolutivas dos doentes foram recolhidas num formulário pré-estabelecido (Anexo 1) a partir dos processos clínicos dos doentes.

II. Critérios de inclusão/exclusão

Foram incluídos no estudo todos os doentes que apresentavam sinais clínicos de uma infeção do trato urinário com um exame citobacteriológico da urina que isolava bactérias resistentes aos carbapenemes.

Os doentes com colonização do trato urinário resistente aos carbapenemes foram excluídos do estudo.

III. Estudo microbiológico

O exame bacteriológico e o teste de suscetibilidade aos antibióticos foram efectuados no laboratório de microbiologia do Hospital Universitário Taher Sfar em Mahdia.

A identificação dos germes foi efectuada utilizando técnicas laboratoriais convencionais.

A suscetibilidade aos antibióticos foi avaliada utilizando o método de difusão em ágar Mueller-Hinton, de acordo com as recomendações do Comité de Antibiogramas da Sociedade Francesa de Microbiologia.

IV. Estudo dos factores de risco

Os seguintes factores foram estudados como factores de risco para a aquisição de infecções do trato urinário por CEI (alguns deles estão incluídos na literatura e os outros parecem estar associados a um risco elevado de desenvolvimento destas infecções);

Idade *S*

J Género

J Historial médico

J Hospitalização anterior

J História de transporte de bactérias resistentes aos carbapenemes

J Utilização prévia de antibióticos

J Procedimentos invasivos (cateterização urinária, etc.)

J Noção de proximidade de um doente colonizado por BRC...

V. Análise estatística

Os dados foram introduzidos e analisados com recurso ao software SPSS versão 24.

As variáveis qualitativas foram expressas em percentagem e número de efectivos.

As variáveis quantitativas foram expressas em média e desvio-padrão.

[22]Para o estudo analítico, utilizámos o teste chi (X) ou de Fischer para comparar percentagens e o teste t de Student para comparar médias.

Um valor de p<0,05 foi considerado significativo.

4 RESULTADOS

I. Dados epidemiológicos

1. Prevalência

Durante o período do nosso estudo, 7362 pacientes hospitalizados no Hospital Universitário Taher Sfar Mahdia tiveram pelo menos um exame citobacteriológico de urina positivo, isolando enterobactérias. Em 34 casos (0,46%), as bactérias eram resistentes aos carbapenemes. A bacteriúria era assintomática em 11 casos (32,4%) e a infeção do trato urinário em 23 casos (67,6%).

2. Repartição anual

A incidência média anual de infecções do trato urinário uropatogénicas resistentes aos carbapenemes nos vários serviços foi de 5,75 casos/ano, com extremos que variaram entre 2 e 10 casos/ano (Figura 7). O maior número de casos foi registado em 2015.

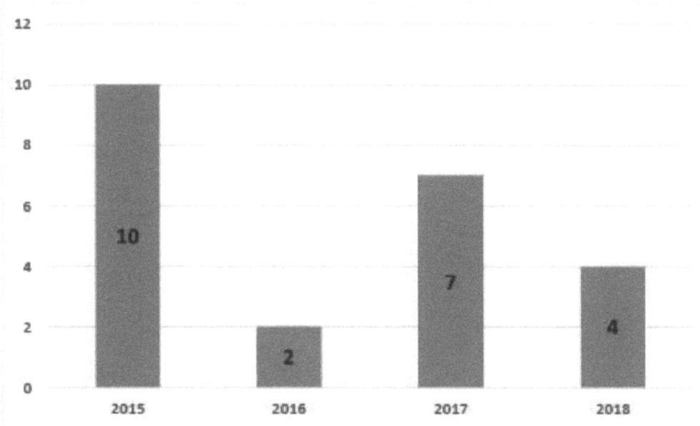

Figura 7: Distribuição anual das ITU uropatogénicas resistentes aos carbapenemes

3. Repartição por departamento

Durante o período do nosso estudo, foram identificadas ITUs por Enterobacteriaceae resistentes aos carbapenemes em seis serviços (Figura 8). Os serviços de cuidados intensivos polivalentes e de urologia encabeçaram a lista. De facto, 47,8% e 26,1% dos casos foram registados nestes dois últimos departamentos, respetivamente.

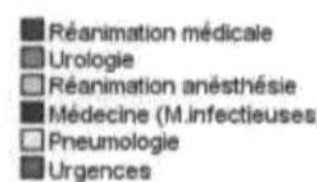

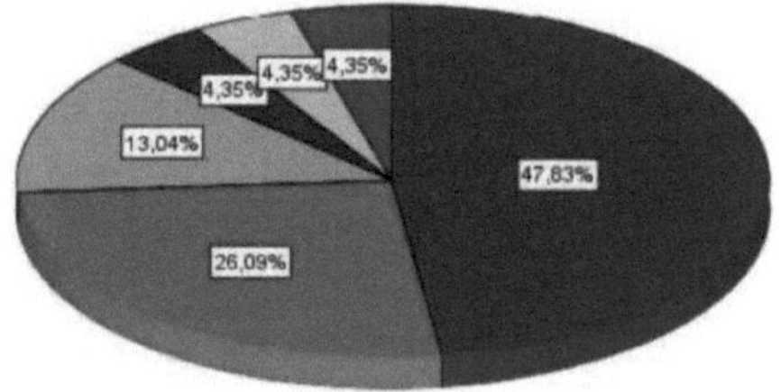

Figura 8: Repartição dos doentes por departamento

4. Idade e sexo

Os nossos doentes dividiam-se em 10 homens (43,5%) e 13 mulheres (56,5%), com um rácio entre os sexos (M/F) de 0,77.

A média de idade dos pacientes foi de 57,35 +/- 17,01 anos, com extremos que variaram de 18 a 80 anos. Dez doentes (43,5%) tinham idades compreendidas entre os 56 e os 65 anos e oito (34,8%) tinham idades superiores a 65 anos (Figura 9).

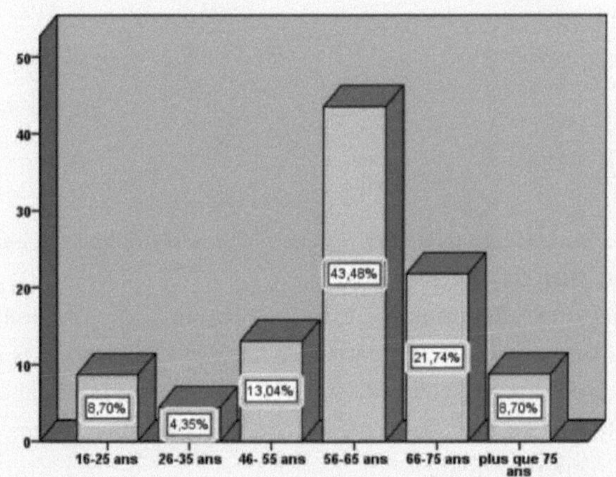

Figura 9: Repartição dos doentes por grupo etário

Os homens eram mais velhos do que as mulheres (62,8±13,6 versus 53,2±18,6 anos).

5. Comorbilidades

Um ou mais antecedentes patológicos estavam presentes em 21 doentes.

As comorbilidades foram dominadas pela diabetes em 12 casos (52,2%), hipertensão arterial em 9 casos (39,1%) e dislipidémia em 6 casos (26,1%) (Tabela IV).

Quadro IV: Frequência das comorbilidades

História	Número	Percentagem (%)
Diabetes	13	56.5
Hipertensão	9	39.1
Dislipidemia	6	26.1
Insuficiência renal crónica	5	21.7
Patologia coronária	4	17.4
História reumatológica	3	13.0
Perturbações psiquiátricas	3	13.0
Doença pulmonar obstrutiva crónica	2	8.7
Síndrome da apneia do sono	2	8.7
Tuberculose pulmonar	2	8.7
Insuficiência cardíaca	2	8.7
Arritmia cardíaca devido a fibrilhação auricular	2	8.7
Terapia com corticosteróides a longo prazo	2	8.7
Acidente vascular cerebral	2	8.7
Anemia	2	8.7
Doença autoimune (púrpura trombocitopénica imunológica)	1	4.3

A diabetes foi a principal comorbilidade, presente em treze doentes (56,5%), a maioria dos quais do tipo 2 (92,3%). A idade média da diabetes foi de 9,5 anos (2 a 20 anos). Seis doentes (46,1%) estavam a receber medicamentos antidiabéticos orais isolados ou insulinoterapia isolada, respetivamente. O tratamento da diabetes que combinava antidiabéticos orais e insulina só foi encontrado num caso.

Nenhum dos 23 doentes tinha patologia neoplásica, bexiga neurológica, transplante renal ou tinha recebido tratamento imunossupressor ou quimioterapia.

Dos 5 doentes com insuficiência renal crónica, um estava em hemodiálise.

6. História urológica

Foram registados antecedentes urológicos em 9 doentes (39,1%), dos quais 6 (26,1%) tinham antecedentes de cólica renal por litíase e 2 (8,7%) tinham adenoma da próstata. Um doente apresentava uma uropatia malformativa do tipo síndroma da junção pielocalicial. A distribuição dos antecedentes urológicos é apresentada na Tabela V.

Quadro V: Repartição dos antecedentes urológicos

História da urologia	Número	Percentagem (%)
História de cólica renal	6	26.1
Litíase urinária conhecida	6	26.1

	caliciei	5	21.7
Localização da litíase urinária	piélico	1	4.3
	lombar	2	8.7
Uropatia malformativa		1	4.3
Adenoma da próstata		2	8.7

7. Factores de risco para o transporte de BRC

7.1. Hospitalização prévia nos últimos 6 meses

A hospitalização prévia foi registada em 18 casos (78,3%). Dezasseis doentes (69,6%) foram internados no mesmo hospital.

O número de hospitalizações anteriores por doente nos últimos 6 meses variou de 1 a 2. Seis doentes (13,0%) tinham sido hospitalizados 2 vezes nos últimos 6 meses.

A duração média do internamento hospitalar foi de 17 +/- 13,6 dias, com extremos que variaram entre 2 e 50 dias.

Os principais serviços em que os doentes estiveram internados nos últimos 6 meses foram o serviço de urologia e a unidade de cuidados intensivos médicos em 6 casos (26,1%) e 3 casos (13,0%), respetivamente (Quadro VI).

Quadro VI: Repartição dos doentes por serviço hospitalar nos últimos seis meses

Serviço	Número de casos	Percentagem (%)
Urologia	6	33.3
Reanimação médica	3	16.7
Nefrologia	2	11.1
Doenças infecciosas	1	5.6
Neurologia	1	5.6
Pneumologia	1	5.6
Cirurgia geral	1	5.6
Neurocirurgia	1	5.6
Hospital regional	1	5.6
Clínica privada	1	5.6
Total	**18**	**100**

7.2. Cirurgia anterior nos últimos seis meses

Seis doentes (26,1%) tinham sido submetidos a cirurgia nos últimos seis meses.

Tratava-se de procedimentos urológicos, como a inserção de cateter de JJ em 3 casos (13%), a ressecção endoscópica de um adenoma da próstata, a colecistectomia e a neurocirurgia num caso (4,3%), respetivamente.

7.3. Utilização prévia de antibióticos nos últimos seis meses

A utilização de antibióticos nos seis meses que antecederam a infeção do trato urinário por CEI foi registada em 20 doentes (87,0%).

O número médio de antibióticos utilizados por doente foi de 1,95 moléculas (1 -

5 moléculas).

A duração média total do tratamento com antibióticos recebido nos últimos seis meses foi de 10,8 +/- 2,9 dias (4-15 dias).

Registou-se uma boa adesão ao tratamento antibiótico em 18 casos (90%).

As principais famílias de antibióticos utilizadas foram os beta-lactâmicos, seguidos das fluoroquinolonas. Foram introduzidos em 20 casos (87,0%) e 9 casos (39,1%), respetivamente (Figura 10).

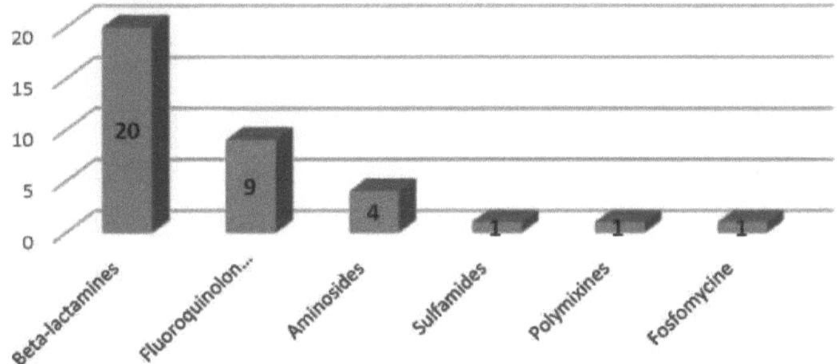

Figura 10: Frequência de utilização de diferentes famílias de antibióticos

Os tipos de antibióticos mais frequentemente utilizados foram : Imipenem, amoxicilina-ácido clavulânico, cefotaxima e ciprofloxacina em 6 casos (26,1%), respetivamente (Quadro VII).

Quadro VII: Diferentes tipos de antibióticos utilizados

Antibiótico	Número	Percentagem (%)
Amoxicilina-ácido clavulânico	6	26.1
Cefotaxima	6	26.1
Imipenem	6	26.1
Ciprofloxacina	6	26.1
Ertapenem	5	21.7
Gentamicina	2	8.7
Amicacina	2	8.7
Amoxicilina	1	4.3
Piperacilina-tazobactam	1	4.3
Cefexime	1	4.3
Ofloxacina	1	4.3
Levofloxacina	1	4.3
Cotrimoxazol	1	4.3
Fosfomicina	1	4.3
Colistina	1	4.3

7.4. Procedimento invasivo nos últimos seis meses

Quinze doentes (65,2%) necessitaram de um procedimento invasivo nos seis meses anteriores. Estes procedimentos incluíram cateterização vesical em 15 casos, inserção de cateter de JJ em 3 casos (13%) e cateterização venosa central em 2 casos (8,7%). A distribuição dos tipos de cateterização vesical está detalhada na Tabela VIII.

Quadro VIII: Repartição dos tipos de cateterização da bexiga nos últimos 6 meses

Tipo de cateterização da bexiga	Número	Percentagem (%)
Transitório	13	56.5
Intermitente	1	4.3
Uma demeure	1	4.3
Total	15	65.2

7.5. História de infeção do trato urinário

A história de infeção do trato urinário no ano anterior foi observada em 13 doentes (56,5%), tendo todos eles necessitado de pelo menos um internamento. 6 doentes (26,1%) tiveram mais do que um episódio de infeção do trato urinário: 2 e 3 episódios em 3 casos (13,0%) respetivamente. A pielonefrite aguda e a infeção do trato urinário masculino ocorreram em 8 (61,5%) e 5 (38,5%) casos respetivamente. Ocorreu uma complicação em 6 casos (26,1%). Estas foram insuficiência renal aguda em 4 casos (66,7%) e DME sético em 2 casos (33,3%). Os principais germes isolados foram *Klebsiella pneumoniae* em 9/22 casos (40,9%), *Escherichia coli* em 7/22 casos (31,8%), *Enterobacter cloacae* em 3/22 casos (13,6%) e *Enterococcus faecalis* num único caso (4,5%).

Estes germes eram os mesmos que os isolados durante o episódio índice em 11/22 casos (50%).

A duração média do internamento hospitalar para estes episódios infecciosos foi de 12,6 dias, com extremos que variaram entre 7 e 17 dias.

O tempo médio entre a última história de infeção do trato urinário e o episódio de infeção do CRE foi de 54,1 dias (13 - 180 dias).

7.6. História de infeção, exceto infeção do trato urinário, nos últimos seis meses

Em 4 casos (17,4%), foi registada uma história de infeção para além da infeção do trato urinário. Tratava-se de exacerbação da DPOC em 2 casos, pneumonia e tuberculose pulmonar num caso, respetivamente. A terapêutica antibiótica foi instituída no hospital em três doentes. Para além dos medicamentos anti-tuberculose, os antibióticos recebidos foram: Penicilina A em 3 casos, cefalosporinas de 3ª geração, fluoroquinolonas e aminoglicosídeos num caso cada.

7.7. Viagem recente

Dois doentes (8,7%) registaram viagens recentes. Um doente tinha estado na Arábia Saudita e o outro na Argélia.

A duração da estadia no estrangeiro foi de 5 e 15 dias, respetivamente. Não houve evidência de tratamento com antibióticos ou hospitalização durante a estadia nestes países.

No total, os factores de risco para complicações da infeção do trato urinário estavam presentes em 10 doentes (43,5%). Estes foram a litíase em 6 casos (26,1%), o adenoma da próstata com resíduo pós-micção em 2 casos (8,7%), a uropatia malformativa e a doença renal terminal num caso (4,3%), respetivamente (Figura 11).

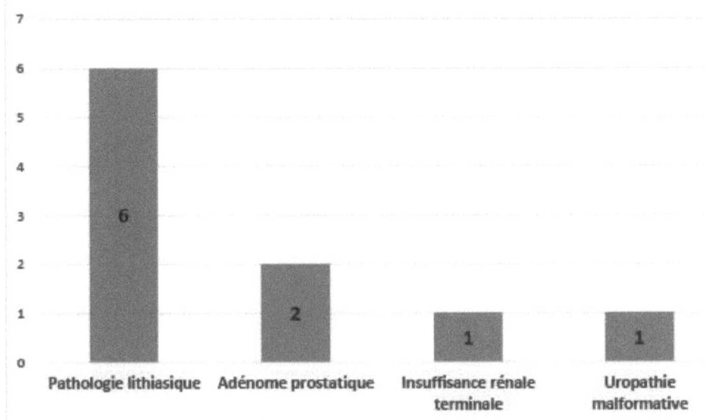

Figura 11: Distribuição dos factores de risco de complicações para as ITU

Pelo menos um fator de risco para o transporte de CER estava presente em 22 doentes (95,7%). Estes foram dominados pela utilização de antibióticos nos últimos 6 meses (87%) e pela hospitalização nos últimos 6 meses (78,3%). A distribuição dos diferentes factores de risco de CEI é apresentada na Figura 12. O número médio de DRFs para transporte de ERC por doente foi de 3,3 +/- 1,6 (0- 6).

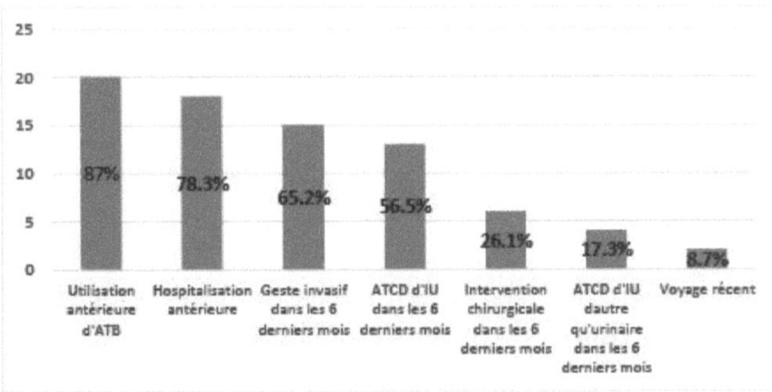

Figura 12: Repartição dos factores de risco do CEI

II. Dados clínicos

1. Sinais funcionais

J Sinais urinários :

Os sinais urinários estavam presentes em 9 doentes (39,1%). Estes eram ardor urinário em todos os 9 casos, frequência urinária em 5 casos (21,7%), urgência urinária em 2 casos (8,7%) e disúria em 4 casos (17,4%) (Figura 13).

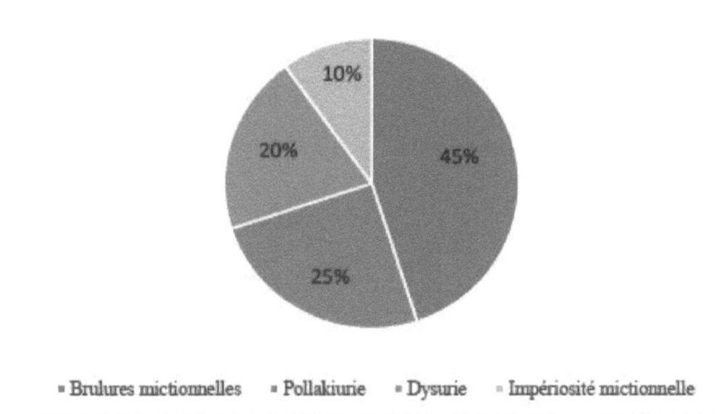

Ardor urinário ■ Polaciúria ■ Disúria ■ Urgência urinária

Figura 13: Distribuição dos sinais urinários

S Dor lombar :

A dor lombar estava presente em apenas 3 casos (13,0%). Era unilateral em 2 casos.

S Sinais gerais :

O estado geral estava comprometido em 16 casos (69,6%).

Foi registada febre não quantificada em 4 casos (17,4%).

J Outros sinais associados :

Foram registadas perturbações da consciência em 13 casos (56,5%). Os sinais respiratórios estavam presentes em 5 casos (21,7%). Estes eram dispneia em 5 casos e tosse em 2 casos (8,7%).

2. Sinais físicos

S Sinais de gravidade

-   Parâmetros hemodinâmicos

A pressão arterial sistólica era em média 116,3 +/- 25,3 mm Hg [60-160 mm Hg]. A pressão arterial diastólica foi em média de 66,1+/15,4 mm Hg [30-90 mm Hg]. A hipotensão arterial foi observada em 4 casos (17,4%).

A frequência cardíaca média foi de 101,9 +/- 21,8 bpm [140- 68 bpm]. A taquicardia foi encontrada em 15 casos (65,2%). A bradicardia não foi observada em nenhum caso.

-   Frequência respiratória (RF)

A FR média foi de 24,6 +/- 8,1 ciclos/min [14- 50 ciclos/min]. A polipneia foi observada em 16 casos (69,6%).

- **Pontuação de Glasgow (GCS):**

O estado de consciência estava alterado em 14 casos (60,9%). Sete pacientes (30,4%) estavam comatosos. A média da GCS foi de 10,7, com extremos que variaram de 3 a 15.

- **Pontuação qSOFA**

A pontuação média do qSOFA foi de 1,5 +/- 1,1 [0-3]. Uma pontuação qSOFA $\geq$ 2 foi encontrada em 14 casos (60,9%).

- **Extremidades frias**

As extremidades frias foram observadas em 3 doentes (13,0%).

S Febre

A febre foi observada em 18 casos (78,3%). °A temperatura média foi de 38,3 +/- 0,8°C [36,7- 39,8 C]. °Foi elevada ($\geq$ 39 C) em 7 casos (30,4%). Não se registou evidência de hipotermia.

J Dor lombar em sacudidelas

Foi observada dor ao abanar a lombar em 6 casos (26,1%). Em 2 casos, a dor era bilateral.

J Exame rectal

Foi realizado um exame rectal digital (DRE) em apenas 5 dos 10 doentes. Foi normal em 4 casos e encontrou uma próstata aumentada e indolor em apenas um caso, excluindo o diagnóstico de prostatite.

J Exame ginecológico

Nas mulheres, o exame ginecológico não revelou qualquer vulvovaginite.

J Outros

Anormalidades na ausculta pulmonar foram observadas em 13 casos (56,5%). Tratava-se de estertores crepitantes e/ou roncantes em 10 casos (43,5%) e diminuição ou abolição do murmúrio vesicular em 3 casos (13,0%). Os estertores auscultados estavam relacionados com PAO hemodinâmica em 2 casos, localização secundária de sépsis num caso e patologia respiratória subjacente nos restantes casos.

A auscultação cardíaca foi normal em 22 casos e revelou um som de galope em apenas um.

Sinais de insuficiência cardíaca direita (edema dos membros inferiores, turgência das veias jugulares) estavam presentes em 3 casos (13,0%).

O exame físico não revelou qualquer outro portal de entrada ou outras anomalias.

A distribuição das várias anomalias do exame físico está descrita na tabela IX.

Quadro IX: Repartição das diferentes anomalias físicas de Texamen

Sinais físicos	Número	%
Hipotensão	4	17,4
Perturbações da consciência	14	60.9
q SOFA≥2	14	60,9
Extremidades frias	3	13.0
Febre	18	78,3
Taquicardia	15	65 ,2
Polipneia	16	69,6
Dor lombar em tremor	6	26,1
Estertores à auscultação	10	43,5

111.Dados biológicos
1. Exame citobacteriológico da urina
1.1. Leucocitúria
[3]Foi observada leucocitúria significativa (>10/mm) em 22 casos (95,7%). A leucocitúria média foi de 395,2 (1 a 1200/mm3). Foi > 150/mm3 em 14 casos (60,9%).
1.2. Hematúria
A hematúria foi observada em 14 casos (60,9%). $_{ur}$O número médio de glóbulos vermelhos por mm3 de lâmina foi de 79,1 (1 a 700⁄mm3).
1.3. Bacteriúria
1.3.1.Bactérias isoladas
A uracultura isolou *Klebsiella pneumoniae* em 16 casos (69,6%), *Enterobacter cloacae* em 6 casos (26,1%) e *Enterobacter aerogenes* num único caso (Figura 14).

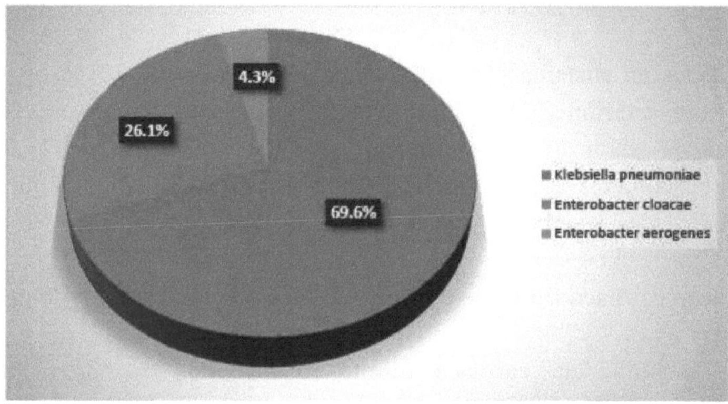

Klebsiella pneumoniae

Enterobacter cloacae

Enterobacter aerogenes

Figura 14: Frequência das diferentes bactérias isoladas

1.3.2.Distribuição das bactérias por idade

A idade média dos doentes com ITUs por *Klebsiella pneumoniae, Enterobacter cloacae e Enterobacter aerogenes* foi de 57,1, 55,8 e 69 anos, respetivamente.

O grupo etário dos 56-65 anos foi o mais afetado pelas infecções do trato urinário por *Klebsiella pneumoniae* resistente aos carbapenemes (50% dos casos).

Não houve um grupo etário predominante para as infecções do trato urinário por *Enterobacter* resistentes aos carbapenemes (Figura 15).

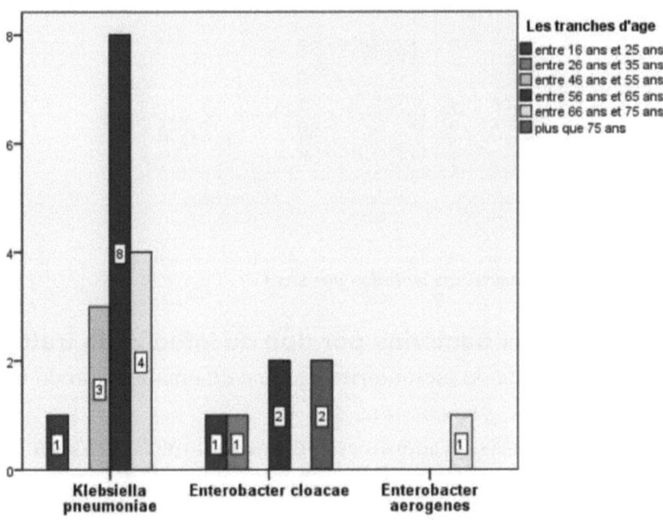

Figura 15: Repartição das bactérias isoladas por grupo etário

1.3.3.Repartição das bactérias por sexo

Verificou-se um ligeiro predomínio do sexo feminino (56,2%) nas ITUs por *Klebsiella pneumoniae* resistente aos carbapenemes. Apenas um doente do sexo feminino teve uma infeção do trato urinário por *Enterobacter aerogenes*, enquanto o *Enterobacter cloacae* foi isolado igualmente em ambos os sexos (Figura 16).

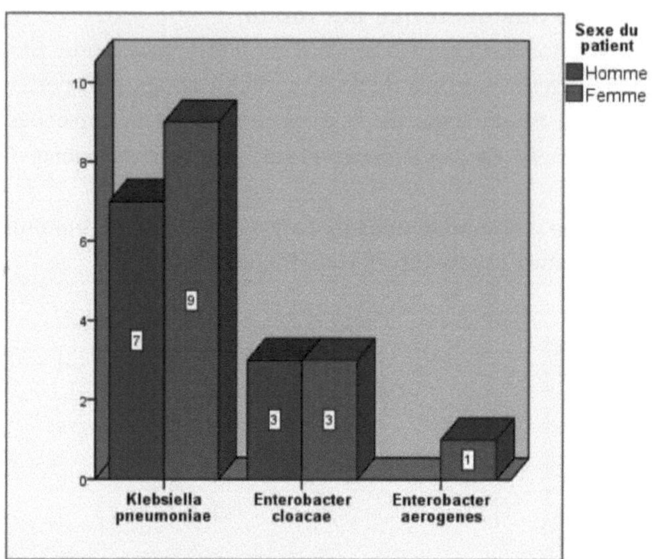

Figura 16: Repartição das bactérias isoladas por sexo

1.3.4. Distribuição das bactérias por tipo de infeção do trato urinário

Tratava-se principalmente de pielonefrite aguda e de uma infeção do trato urinário masculino por *K. pneumoniae*.

A distribuição das bactérias de acordo com o tipo de infeção urinária: cistite aguda, pielonefrite aguda ou ITU está resumida no Quadro X.

Quadro X: Distribuição das bactérias por tipo de infeção do trato urinário

	Cistite aguda	Pielonefrite aguda	IUM	Total
Klebsiella pneumoniae	1	8	7	16
Enterobacter cloacae	0	3	3	6
Enterobacter aerogenes	0	1	0	1
Total	1	12	10	23

1.3.5. Distribuição das bactérias de acordo com a origem da ITU: adquirida na comunidade ou associada aos cuidados de saúde

A infeção do trato urinário foi adquirida na comunidade em 10 casos (43,5%) e associada aos cuidados de saúde em 13 casos (56,5%). A sua distribuição de acordo com a bactéria envolvida é apresentada na tabela XI.

Tabela XI: Distribuição das bactérias de acordo com a origem da ITU: (comunitária ou associada aos cuidados de saúde)

	IU da Comunidade	ITU associada aos cuidados de saúde	Total
Klebsiella pneumoniae	8		8 16
Enterobacter cloacae	2		4 6

Enterobacter aerogenes	0	11
Total	10	1323

1.3.6. Distribuição das bactérias por mês e ano

Ao longo dos quatro anos do estudo (2015-2018), foi observada a seguinte distribuição de germes por ordem decrescente: _Klebsiella pneumoniae_ em primeiro lugar, seguida de _Enterobacter cloacae_ e _Enterobacter aerogenes_.

A frequência de isolamento de _Klebsiella pneumoniae_ registou um pico em 2015 (43,7%) (Figura 17).

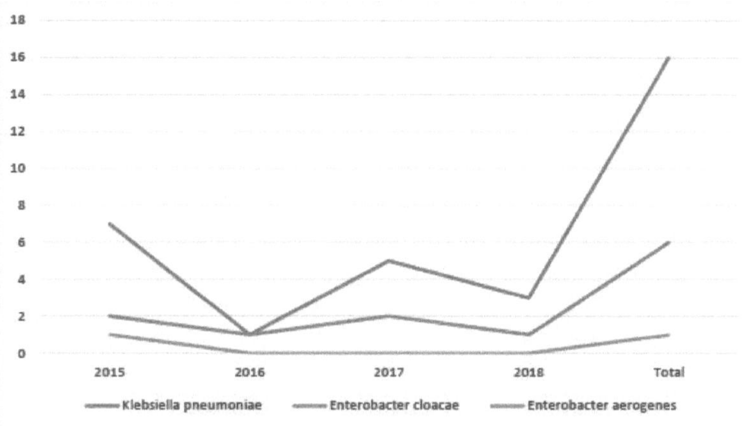

**Figura 17: Distribuição das bactérias por ano de isolamento**

Verificou-se uma clara predominância entre o inverno e a primavera no isolamento destas bactérias (65,2%). _A Klebsiella pneumoniae_ foi isolada principalmente na primavera (43,7%) (Figura 18).

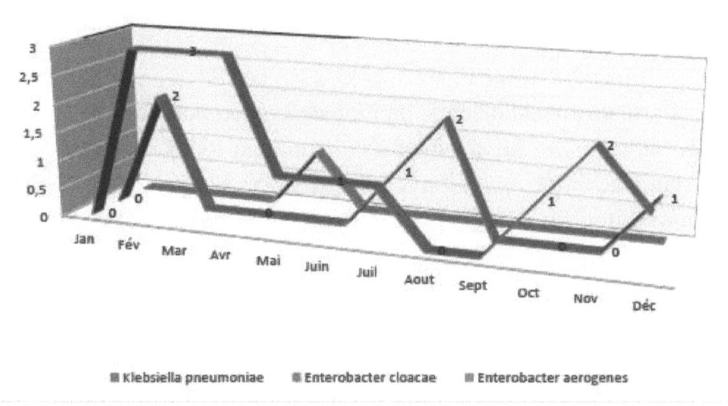

**Figura 18: Distribuição das bactérias por mês de isolamento**

1.3.7. Repartição das bactérias por departamento

A maioria (47,8%) das Enterobacteriaceae uropatogénicas resistentes aos carbapenemes foi isolada de doentes hospitalizados na unidade de cuidados intensivos médicos (Quadro XII).

As 3 estirpes isoladas: *Klebsiella pneumoniae, Enterobacter cloacae* e *Enterobacter aerogenes* eram provenientes de unidades de cuidados intensivos em 56,2%, 66,7% e 100% dos casos, respetivamente.

Quadro XII: Repartição das bactérias isoladas por departamento de origem

	Reanimação médica	Urologia	Reanimação anestesia	Doenças infecciosas	Pneumologia	Emergências	Total
Klebsiella pneumoniae	7	4	2	1	1	1	16
Enterobacter cloacae	3	2	1	0	0	0	6
Enterobacter aerogenes	1	0	0	0	0	0	1
Total	11	6	3	1	1	1	23

1.3.8. Perfil de suscetibilidade das bactérias isoladas

As bactérias isoladas eram sensíveis à colistina em todos os casos. A sua sensibilidade à Tamicacina e à fosfomicina foi parcialmente preservada em 20 casos (87%). A sensibilidade destas estirpes foi menor à tigeciclina (56,5%), ao cotrimoxazol (17,4%) e à gentamicina (13,0%) (Quadro XIII).

Todas as estirpes isoladas eram resistentes aos nitrofuranos.

Tabela XIII: Perfil de suscetibilidade das bactérias isoladas

	Sensibilidade à colistina (%)	Sensibilidade à fosfomicina (%)	Sensibilidade à Tamikacina (%)	Sensibilidade à tigeciclina (%)	Sensibilidade ao cotrimoxazol (%)	Sensibilidade à gentamicina (%)
Klebsiella pneumoniae	100	81.2	81.2	56.2	18.7	12.5
Enterobacter cloacae	100	100	100	50	16.7	16.7
Enterobacter aerogenes	100	100	100	100	0	0
Total	100	87	87	56.5	17.4	13.0

1.3.8.1. Perfil de suscetibilidade da *Klebsiella pneumoniae*

A Klebsiella pneumoniae foi sensível à colistina em todos os casos. Foi menos sensível à tamicacina e à fosfomicina (81,2%), à tigeciclina (56,2%) e à sulfonamida/trimetoprim (18,7%). Foi resistente à gentamicina em 14 casos (87,5%).

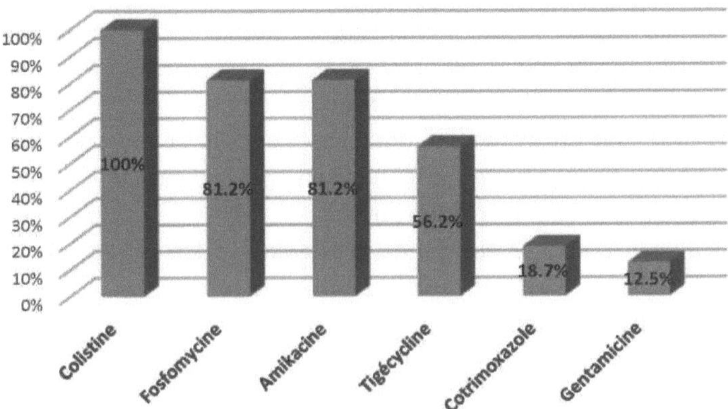

Figura 19: Perfil de suscetibilidade da Klebsiella pneumoniae aos antibióticos

1.3.8.2. Perfil de suscetibilidade de *Enterobacter cloacae*

O Enterobacter cloacae foi sensível: em todos os casos (100%) à colistina, à tamicacina e à fosfomicina, em 3 casos (50%) à tigeciclina e em apenas um caso (16,7%) à sulfa/trimetoprim e à gentamicina.

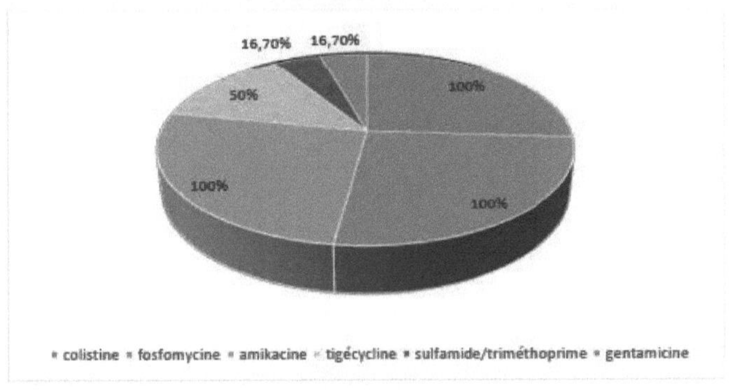

colistina   fosfomicina   amicacina   tigeciclina   sulfonamida/trimetoprim   gentamicina

Figura 20: Perfil de suscetibilidade de Enterobacter cloacae aos antibióticos

1.3.8.3. Perfil de suscetibilidade de *Enterobacter aerogenes*

A única estirpe de *Enterobacter aerogenes* isolada era sensível à colistina, à fosfomicina, à tigeciclina e à tamicacina.

2. Outros testes microbiológicos

2.1. Culturas de sangue

Foram efectuadas hemoculturas em 9 doentes (39,1%) com uma forma grave da doença. Estavam contaminadas e eram negativas em 4/17 amostras e positivas em 7/17 amostras. Foram isoladas as mesmas bactérias com o mesmo perfil de sensibilidade que as isoladas no TECBU em 4 casos. Tratava-se de *Klebsiella pneumoniae*. Nos outros três casos, a hemocultura isolou *Klebsiella pneumoniae* secretora de penicilinase de alto nível, *Acinetobacter baumannii* e um estreptococo não agrupável.

2.2. Outras amostras bacteriológicas

Foi colhida uma amostra de pus em dois casos. A sua cultura isolou a mesma bactéria (*Klebsiella pneumoniae*), com o mesmo perfil de sensibilidade, na urina de um caso e estava contaminada no outro.

Não foi efectuada qualquer cultura da ponta do cateter vesical durante estes episódios infecciosos.

3. Contagem sanguínea

Foram efectuadas contagens de células sanguíneas em todos os doentes, mostrando hiperleucocitose em 19 casos, leucopenia num caso, trombocitopenia em 2 casos e anemia em 19 casos (Figura 21).

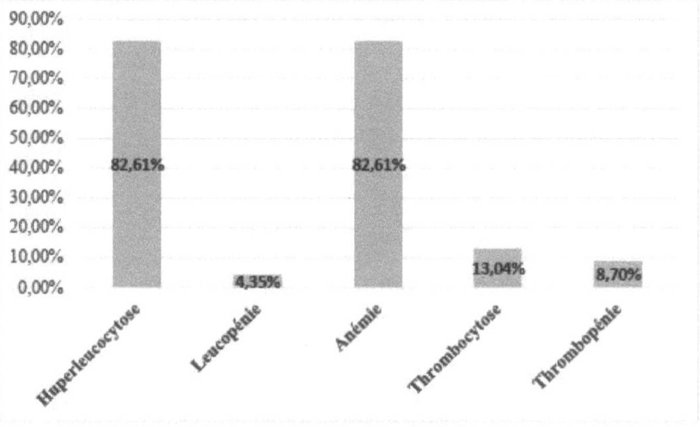

Figura 21: Distribuição das anomalias do hemograma

4. Proteína C-Reactiva

A PCR era ≥ 50 mg/l em 16 doentes (69,6%). O nível médio foi de 99,04 mg/l (3,6 - 283,4 mg/l). Nas formas complicadas de sépsis, o nível médio de PCR foi de 128,0 mg/l [3,6 - 285,6 mg/l].

5. Creatinina no sangue

A depuração média da creatinina foi de 86,08 ml/min (3,99 - 284,32 ml/min).

A insuficiência renal (creatinina sanguínea ≥ 120 µmol/l) foi registada em 11 casos (47,8%). Estava relacionada com: sépsis em 6 casos (54,5%) e nefropatia subjacente nos restantes casos. Destes últimos, um doente encontrava-se em fase de hemodiálise.

6. Controlo do fígado

A citólise hepática foi registada em 8 casos (34,8%). Era moderada em 6 casos e > 10 vezes o normal em 2 casos.

A hiperbilirrubinemia total foi objectivada em dois casos: 71 e 188 µmol/l, respetivamente.

7. Gases sanguíneos

A gasometria arterial foi efectuada em 16 casos (69,6%). Revelou alcalose respiratória em 3 casos (13,0%), hipoxémia num caso (4,3%), acidose metabólica em 7 casos (30,4%) e lactatémia ($\geq$ 2 mmol/l) em 9 casos (39,1%) (Figura 22).

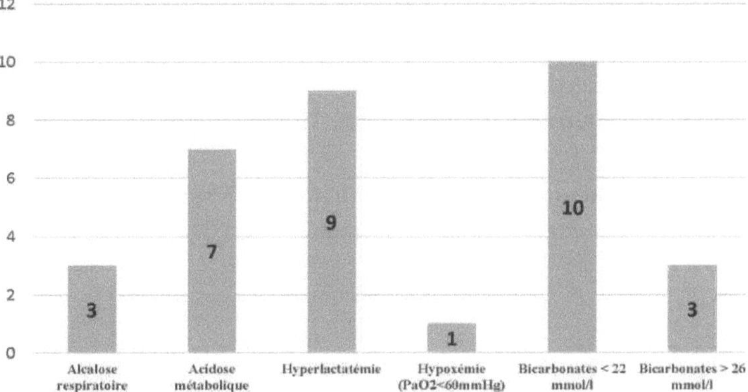

Figura 22: Distribuição das anomalias da gasimetria arterial

8. Glicose no sangue

A glicemia média durante o episódio infecioso foi de 8,82 +/- 4,36 mmol/l (3,94 - 21,08 mmol/l).

Foi registado um nível de glicose no sangue $\geq$ 2,5 g/l ($\geq$ 13,75 mmol/l) em 3 doentes diabéticos.

9. Teste de hemostase (taxa de protrombina, tempo de tromboplastina parcial, etc.)

Os testes de hemostase foram efectuados em 87% dos casos. O nível médio de protrombina foi de 73,3% (10 - 100%). Anomalias neste exame (TP < 70% e/ou TCK prolongado e/ou nível de fibrinogénio > 4g/l) foram observadas em 6 casos (30%).

No final desta avaliação clínico-biológica, a média do score SOFA inicial foi de 4,3. Em 16 casos foi registado um score SOFA $\geq$ 2 (Tabela XIV).

No total, a ITU foi complicada por sépsis e choque sético em 8 casos (34,8%), respetivamente.

Quadro XIV: Repartição dos casos de sépsis por sexo e germe

	Mulheres	Homens	Total
Klebsiella pneumoniae	6	5	11
Enterobacter cloacae	2	2	4
Enterobacter aerogenes	1	0	1
Total	9	7	16

IV. Dados radiológicos

1. Esfregaço não preparado do trato urinário (UUTS)

A USP foi realizada em 6 casos (26,1%). Foram encontrados cálculos em 3 casos: cálculos lombares em 2 casos e cálculos piélicos num caso.

2. Ultrassom renal e da bexiga/vesicoprostático

A ecografia renal e vesical foi realizada em 18 casos (78,3%). Foi patológica em 6 casos (33,3%).

As anomalias ecográficas eram dominadas por nefromegalia em 5 casos e dilatação das cavidades pielocecais em 4 casos (Figura 19).

A litíase foi detectada na ecografia renal em 3 casos: dois eram lombares e um era calcificado.

A ecografia da próstata foi realizada em 4 homens (40%). Foi patológica apenas num caso, mostrando uma próstata aumentada (Figura 23).

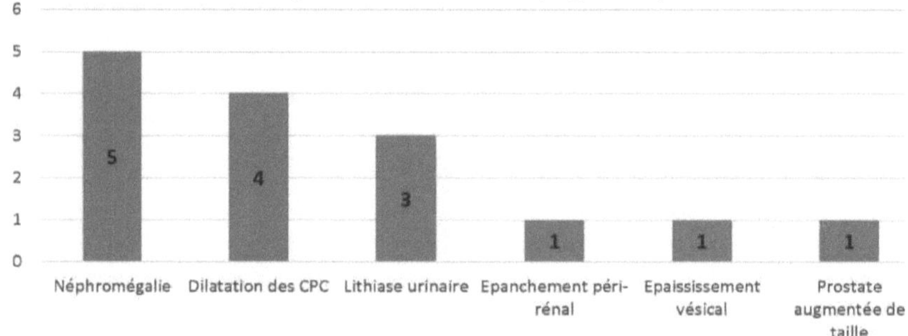

Figura 23: Anomalias encontradas por ultrassom

3. Uro-scanner

Foram efectuadas uroscopias em 3 casos, revelando adelgaçamento da cortical em 3 casos, dilatação das cavidades pielo-caliceias e litíase em 2 casos.

4. Radiografia do tórax

Foi efectuado um radiotórax em todos os casos. Era patológico em 14 casos (60,9%). Em 3 casos, havia um foco pulmonar bem sistematizado: em relação a uma localização secundária de sépsis, uma pneumopatia adquirida sob ventilação mecânica e tuberculose pulmonar num caso cada, e anomalias radiológicas em relação a uma patologia respiratória ou cardíaca subjacente.

No final desta avaliação clínica, biológica e radiológica, o diagnóstico retido foi :

Pielonefrite aguda em 12 casos (52,2%), cistite aguda num caso (4,3%) e infeção do trato urinário masculino em 10 casos (43,5%) (Figura 24).

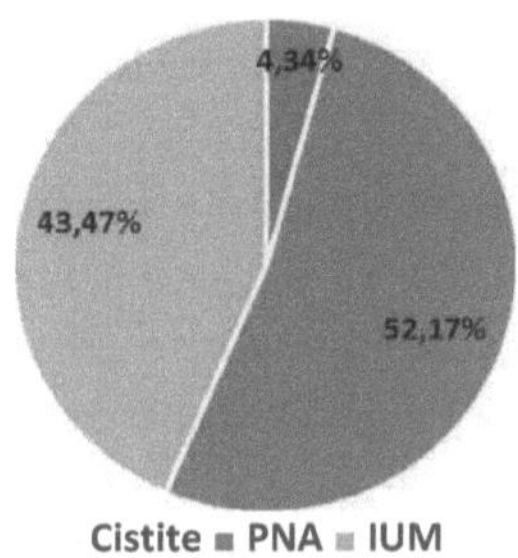

Figura 24: Distribuição das formas clínicas

Estas infecções do trato urinário foram consideradas como associadas aos cuidados de saúde em 13 casos (56,5%) e adquiridas na comunidade em 10 casos (43,5%).

Eram graves em 16 casos (69,6%). Foram complicadas por sépsis e DME sético em 8 casos, respetivamente. A localização secundária ocorreu em apenas um caso. Tratou-se de uma localização pulmonar secundária.

V. Dados terapêuticos

1. Terapia antibiótica

Foi prescrito tratamento com antibióticos em 22 casos (95,7%). Um doente morreu antes de receber antibióticos devido a um atraso no diagnóstico.

O tempo médio desde o início dos sinais clínicos até ao início da terapêutica antibiótica ativa foi de 5,6 +/- 3,2 dias (2-12 dias). Foi ≥ 3 dias em 68,2% dos casos.

1.1. Moléculas utilizadas

Os principais medicamentos prescritos como tratamento de primeira linha foram a tamicacina, a tigeciclina e a colimicina em 15 casos (68,2%), 11 casos (50%) e 10 casos (45,5%), respetivamente (Quadro XV).

Quadro XV: Diferentes antibióticos prescritos como tratamento de primeira linha

Antibiótico	Número de casos	Percentagem (%)
Amicacina	15	68.2
Tigeciclina	11	50.0
Colimicina	10	45.5
Imipenem	6	27.3
Fosfomicina	5	22.7
Tazocilina	2	9.1
Ciprofloxacina	2	9.1
Cotrimoxazol	1	4.5
Ertapenem	1	4.5
Ceftazidima	1	4.5

Foi necessário ajustar a terapêutica antibiótica inicial aos dados do antibiograma em 9 casos (40,9%). O tempo médio de transição foi de 6,1 dias (2 - 12 dias). Todos os casos foram escalonados.

Os principais antibióticos prescritos para o tratamento destas infecções do trato urinário por ERC documentadas foram: Tamicacina e tigecy cline em 15 casos (68,2%) e 11 casos (50,0%), respetivamente. A distribuição dos antibióticos prescritos após o ajuste para os dados do antibiograma é apresentada na Tabela XVI.

Quadro XVI: Antibióticos prescritos após documentação bacteriológica

Antibiótico ativo	Número	Percentagem (%)
Amicacina	15	68.2
Tigeciclina	11	50
Colistina	10	45.5
Fosfomicina	5	22.7
Cotrimoxazol	1	4.5

1.2. Monoterapia ou combinação de antibióticos activos

Três doentes tinham recebido monoterapia (13,6%) à base de fosfomicina e tigeciclina em 2 casos e 1 caso, respetivamente, para o tratamento de 2 pielonefrites agudas e uma IUM.

Foi prescrita uma combinação de antibióticos activos em 19 casos (86,4%).

A tigeciclina e a fosfomicina foram utilizadas em combinação em 10 de 11 casos (90,9%) e em 3 de 5 casos (60%), respetivamente.

A amicacina e a colistina foram prescritas em combinação com outros antibióticos activos.

O cotrimoxazol foi prescrito apenas num caso. Foi combinado com amicacina.

A um doente com ITU por *Klebsiella pneumoniae* foi prescrita antibioterapia tripla com imipenem, ertapenem e amicacina.

As combinações de antibióticos mais frequentemente prescritas foram colimicina + tigeciclina e tigeciclina + amicacina em 5 casos (22,7%), respetivamente (Figura 25).

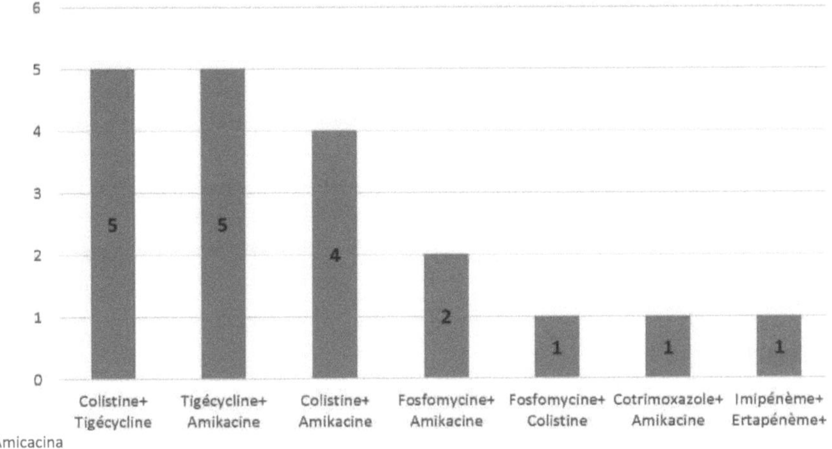

Figura 25: Combinações de antibióticos activos

A duração média da combinação foi de 5,2 +/- 2,2 dias (3 - 10 dias) com uma mediana de 5 dias.

1.3. Via de administração

Todos os doentes tinham recebido antibioterapia intravenosa. A via intramuscular não foi indicada em nenhum caso.

Apenas um doente com pielonefrite aguda tinha recebido Cotrimoxazol oral em combinação com Tamikacin.

1.4. Duração do tratamento no hospital

A duração média do tratamento intra-hospitalar após o início da infeção foi de 25,5 dias, com uma mediana de 15 dias e extremos que variaram entre 4 e 100 dias. Mais de 30 dias foram necessários em 4 casos (17,4%).

Um doente com pielonefrite aguda não complicada causada por *Klebsiella pneumoniae* sensível ao cotrimoxazol foi hospitalizado durante 4 dias.

Um doente necessitou de tratamento durante 100 dias devido a complicações da reanimação prolongada de um coma profundo.

2. Outras medidas terapêuticas

2.1. Procedimentos invasivos

Alguns doentes necessitaram de procedimentos invasivos:

- Intubação traqueal e ventilação artificial em 11 casos (47,8%)
- Colocação de um cateter central em 7 casos (30,4%)
- Enchimento vascular/fármacos vasoactivos em 16 casos (69,6%)
- Nutrição parentérica em 3 casos (13,0%)
- Sessões de hemodiálise em 3 casos (13,0%).

A repartição dos procedimentos invasivos é apresentada no Quadro XVII.

Quadro XVII: Repartição dos procedimentos invasivos

Procedimentos invasivos	Número	%
Enchimento vascular e/ou utilização de medicamentos vasoactivos	16	69.6
Intubação traqueal e ventilação mecânica	11	47.8
Traqueotomia	7	30.4
Cateter venoso central	7	30.4
Nutrição parentérica	3	13.0
Sessões de hemodiálise	3	13.0
Remoção da sonda JJ	1	4.3
Gastrectomia de alimentação	1	4.3

2.2. Isolamento

O porte de um CRB não foi mencionado em nenhum dos processos dos pacientes, embora seja mencionado nos registos de cuidados dos pacientes admitidos nas unidades de cuidados intensivos.

Fora das unidades de cuidados intensivos, o isolamento só foi possível num caso. Tratava-se de um doente internado no serviço de medicina interna com uma infeção do trato urinário masculino.

VI. Dados evolutivos

1. Evolução favorável

A evolução foi favorável em 15 casos (65,2%) com um tempo médio de seguimento de 486,7 dias +/- 210,7 dias.

1.1. Clínica

Os sinais funcionais (sinais urinários e dor lombar) e os sinais físicos desapareceram completamente em 11 casos e regrediram em 4 casos.

O tempo médio para o desaparecimento dos sinais funcionais foi de 3 +/- 0,63 dias (2 - 4 dias).

O tempo médio até à apirexia para os doentes febris foi de 2,8 dias (2-4 dias).

1.2. Biologia

A normalização da contagem de glóbulos brancos e de plaquetas foi registada em 13 e 15 casos, respetivamente. Na maioria dos casos (85%), foi observada uma diminuição da PCR mais de 72 horas após o início da antibioterapia, adaptada aos dados do antibiograma.

Nos 15 doentes que evoluíram bem, não se registaram casos de recidiva.

2. Tendência desfavorável

2.1. Complicações

Uma complicação relacionada com a infeção do trato urinário ocorreu em 16 casos (69,6%).

Ocorreu um foco pulmonar secundário num doente com ITU por *Klebsiella pneumoniae* complicada por CED sético. O doente apresentava uma pneumonite hipoxémica, com uma opacidade bem sistematizada no foco basal esquerdo na radiografia do tórax. O doente necessitou de ventilação mecânica. O doente faleceu.

Não se registaram casos de abcesso renal ou nefrite.

Quatro doentes (17,4%) apresentaram descompensação de uma doença. A descompensação da diabetes ocorreu em 2 casos e a PAO hemodinâmica em 2 doentes cardíacos.

Seis doentes (26,1%) desenvolveram uma complicação relacionada com o decúbito dorsal prolongado: escaras em 5 casos e trombose venosa profunda num caso (Tabela XVIII).

Quadro XVIII: Distribuição das complicações

	Complicações	Número	%
Complicações	Falência de órgãos	15	65.2
infecioso	Localização da fossa secundária	1	4.3
Complicações relacionadas	Escaras de pressão	5	21.7
decúbito	Trombose venosa profunda	1	4.3
Descompensação	Cetose diabética simples	1	4.3
um defeito	Cetoacidose diabética	1	4.3
	Hemodinâmica OAP	2	8.7

2.2. Mortes

Ocorreu morte em sete casos (30,4%). Estes foram choque sético refratário em 3 casos (13,0%), coma profundo em 3 casos e insuficiência respiratória aguda num caso.

O tempo médio entre o início dos sintomas de ITU por enterobacteriaceae resistente aos carbapenemes e a morte foi de 41,1 +/- 36,5 dias (4 - 100 dias).

VII. Dados económicos

O custo do tratamento destas infecções do trato urinário por CEI foi obtido através do cálculo da soma do custo da antibioterapia e do custo do internamento hospitalar.

1. Custo da terapia antibiótica

O custo médio da terapia antibiótica foi de 1998,2 +/- 1591,2 DT, variando de 54,7 a 5629,2 DT.

2. Custo do internamento hospitalar

O custo médio de um internamento hospitalar, incluindo todas as despesas com cuidados de enfermagem, alojamento hospitalar, higiene e alimentação, foi de 840 DT (140 - 6000 DT).

3. Custo total

Calculando a soma dos custos da antibioticoterapia e do internamento hospitalar, podemos estimar o custo global do tratamento de uma infeção do trato urinário com CRE. De facto, o custo global médio foi de 3334,4 DT +/- 2844,9 (234,0 - 11149,2 DT). A Tabela XIX mostra a distribuição dos diferentes custos de acordo com o tipo de ITU. A Tabela XX mostra a distribuição dos diferentes custos de acordo com os germes.

Quadro XIXDistribuição dos custos de acordo com o tipo de infeção urinária

	Custo médio da estadia (DT)	Custo médio da terapia com antibióticos (DT)	Custo médio global (DT)
Pielonefrite aguda	1942.3	2232.8	4175.1
Infeção do trato urinário masculino	748.0	1493.5	2241.5
Total	1345.1	1863.1	3208.3

Quadro XX: Distribuição dos diferentes custos de acordo com o germe envolvido

	Custo médio da estadia (DT)	Custo médio da terapia com antibióticos (DT)	Custo médio global (DT)
Klebsiella pneumoniae	1533.1	1768.1	3301.2
Enterobacter cloacae	1266.7	1901.5	3168.2
Enterobacter aerogenes	840.0	4263.0	5103.0
Total	1213.3	2644.2	3857.5

Quadro XXI: Quadro recapitulativo de várias observações

	Idade	Género	Comorbilidades	Formulário clínico	Gravidade do quadro clínico	Germe isolado	Tratamento Emnirim	Adequado TBA	Prazo de tratamento	Evolução	Mortes l l sl l l l j
1	58	Homens	Diabetes, doença renal crónica,	IUM	Sépsis grave	*K.pneumoniae*	Ceñazidima+ CiDrofloxacina	Fosfomicina+ Amicacina	6j	Favorável	não
2	58	Mulher	-	NAP	-	*K.pneumoniae*	-	Colimicina+ Fosfomvcina Zi		Favorável	não
3	56	Mulher	Diabetes, hipertensão, dislipidemia, DDB, TT? C¹	Cistite	-	*K.pneumoniae*	-	Colimicina+ Amicacina IOj		Favorável	não
4	56	Homens	Diabetes, coronária	IUM	-	*K.pneumoniae*	-	Colimicina+ Tiuecvclina	6J	Favorável	não
5	62	Mulher	Diabetes, Dvslinidemia	NAP	-	*E. cloacae*	-	Fosfomicina+ Amicacina	8j	Favorável	não
6	80	Homens	-	IUM	-	*E. cloacae*	-	Fosfomicina	Sj	Desfavorável	-
7	73	Homens	Diabetes	IUM	Sépsis grave	*K pneumoniae*	-	Tigeciclina + Amicacina	4j	Favorável	não
8	47	Homens	Diabetes	IUM	Sépsis grave	*K pneumoniae*	-	Colimicina+ Amicacina	3j	Favorável	não
9	60	Mulher	Diabetes, hipertensão, DRC	NAP	Sépsis grave	*K pneumoniae*	-	Colimicina+ Amicacina	2j	Favorável	não
10	80	Homens	Diabetes, hipertensão, DPOC	IUM	EDC sético	*E. cloacae*	Tazocilina+ CiDrofloxacina	Colimicina+ Amicacina	4j	Favorável	não
11	69	Mulher	Diabetes, hipertensão, hipotiroidismo	NAP	EDC sético	*E. aerogenes*	Tazocilina+ Amicacina	Colimicina+ Tisecvclina	IOj	Desfavorável	para D 18
12	62	Mulher	Diabetes, hipertensão, dislipidemia,	NAP	Sépsis grave	*K pneumoniae*	Imipenem+ Amicacina	Tigeciclina	3j	Favorável	não
13	30	Mulher	-	NAP	Sépsis grave	*E. cloacae*	Imipenem	Tigeciclina + Amicacina Zi		Favorável	não
14	60	Mulher	Gonartrose	NAP	Sépsis grave	*K pneumoniae*	Imipenem	Colimicina+ Tisecvclina IOj		Favorável	não
15	65	Homens	DPOC	IUM	EDC sético	*E. cloacae*	-	Tigeciclina + Amicacina	3j	Favorável	não
16	57	Mulher	Diabetes, hipertensão, dislipidémia, *acidente vascular cerebral*	NAP	EDC sético	*K pneumoniae*	-	Tigeciclina+ Amiklin	6j	Favorável	para J73
17	48	Homens	-	IUM	Sépsis	*K pneumoniae*	-	Colimicina+	3j	Desfavorável	em D58

					grave			Tisecvclina		
18	18	Mulher	-	NAP	EDC sético	*E. cloacae*	-	Tigeciclina + Amicacina	3j	Desfavorável em D60
19	75	Homens	Hipertensão, IiVDO adenoma de Dhvsar	IUM	EDC sético	*K pneumoniae*	Imipenem+ Colimvcina	Colimicina+ Tisecvclina	9j	Desfavorável em D20
20	18	Mulher	-	NAP	EDC sético	*K pneumoniae*	Imipenem+ Amiklin	Fosfomicina 12		Desfavorável em J91
21	68	Mulher	Diabetes, hipertensão, SAS	NAP	EDC sético	*K pneumoniae*	-	- -		Desfavorável para J4
22	46	Homens	Encefalopatia congénita	IUM	-	*K pneumoniae*	-	Imipenem+ Ertapenem+	3j	Favorável não
23	73	Mulher	Diabetes, hipertensão, DRC, doença coronária	NAP	-	*K pneumoniae*	-	Cotrimoxazol + Amicacina	2j	Favorável não

VIII. Estudo analítico

Uma análise univariada dos diferentes factores de risco de acordo com o tipo de CRB isolado mostrou uma associação entre a cateterização vesical e a infeção do trato urinário por *Klebsiella pneumoniae* resistente aos carbapenemes ($p= 0,026$) (Quadro XXII).

Verificou-se uma associação não significativa entre o isolamento desta bactéria e a presença de antecedentes de infeção do trato urinário *(p=0,092)*.

Quadro XXII: Relação entre os factores de risco para a aquisição de infecções do trato urinário por ERC e o tipo de germe isolado

	Klebsiella pneumoniae N (%)	*p*	*Enterobacter cloacae* N (%)	*p*
Género :				
-Feminino	9 (69.2)		3(23.1)	
-Homem	7 (70)	0.663	4(30.0)	0.537
Idade :				
- ≥65 anos	4 (50.0)		3(37.5)	
- < 65 anos	12 (80.0)	0.156	3(20.0)	0.336
Diabetes :				
-sim	10 (76.9)		2 (15.4)	
- não	6 (60.0)	0.337	4 (40.0)	0.197
HTA				
-sim	7 (77.8)		1 (11.1)	
-não	9 (64.3)	0.418	5 (35.7)	0.208
Dislipidemia				
-sim	5 (83.3)		1 (16.7)	
-não	11 (64.7)	0.382	5 (29.4)	0.490
DPOC				
-sim	1 (50.0)		1 (50.0)	
-não	15 (71.4)	0.526	5 (23.8)	0.462
Insuficiência renal crónica				
-sim	5(100)		0 (0.0)	
-não	18 (61.1)	0.130	6 (18)	-
Hemodiálise				
-sim	1 (100)		0 (0.0)	
-não	15 (68.2)	0.696	6 (27.3)	-
Terapia com corticosteróides a longo	2(100)	0.474	0 (0.0)	-

	Klebsiella pneumoniae N (%)		Enterobacter cloacae N (%)	
prazo	14 (66.7)		6 (28.6)	
-sim				
-não				
Litíase urinária				
-sim	5 (83.3)		1 (16.7)	
-não	11 (64.7)	0.382	5 (29.4)	0.490
Cateterização urinária				
-sim	13 (86.7)		2 (13.3)	
-não	3 (37.5)	0.026	4 (50.0)	0.087
História de infeção do trato urinário				
-sim	11 (84.6)		2 (15.4)	
-não	5 (50.0)	0.092	4 (40.0)	0.197
História de hospitalização nos últimos 6 meses				
-sim	14 (77.8)		4(22.2)	
-não	2 (40.0)	0.142	2(40.0)	0.392
Historial de utilização de antibióticos nos últimos 6 meses				
-sim	15 (75.0)			
-não	1 (50.0)	0.481	5 (25.0) 0 (0.0)	-
História de cirurgia nos últimos 6 meses				
-sim	4(66.7)		2 (33.3)	
-não	12(70.6)	0.618	4 (23.5)	0.510

As caraterísticas clínicas, biológicas e evolutivas, consoante o germe isolado, estão resumidas no quadro XXIII :

Tabela XXIII: Relação entre as várias caraterísticas clínicas, biológicas e evolutivas das ITUs do ERC e o tipo de germe isolado

	Klebsiella pneumoniae N (%)	Enterobacter cloacae N (%)	p
Elementos clínicos			
Formulário clínico			
- ANP	8 (53.3)	3 (50.0)	
- IUM	7 (46.7)	3 (50.0)	0.633
Febre	13 (81.3)	5 (83.3)	0.708
Sinais urinários	7 (77.8)	2 (100)	0.655
Dor lombar em tremor	4 (44.4)	2 (66.7)	0.500
Sépsis grave	7 (43.8)	1 (16.7)	0.255
EDC sético	4 (25.0)	3 (50.0)	0.267
Elementos biológicos			
Leucocitúria	15 (93.8)	6 (100)	0.727
Hiperleucocitose	12 (75.0)	6 (100)	0.249
PCR> 50mg/dl	12 (75.0)	3 (50.0)	0.267
Hiperlactatemia	5 (62.5)	3 (100)	0.339

Hipóxia	1 (11.1)	2 (50.0)	0.203
Elementos evolutivos			
Internamento hospitalar > 15 dias	7 (43.8)	2 (33.3)	0.523
Tempo até à apirexia ≥ 3 dias	5 (71.4)	2 (66.7)	0.708
Complicações	11 (68.8)	4 (66.7)	0.651
Mortes	5 (31.6)	1 (16.7)	0.459
Custo total > 2000 DT	8 (50.0)	4 (66.7)	0.417

A análise destes dados não revela qualquer diferença em termos clínicos, biológicos, evolutivos ou financeiros entre as infecções por *K pneumoniae* e *Enterobacter*.

A análise do curso de acordo com a antibioterapia prescrita não encontrou associação entre a prescrição de uma monoterapia e um desfecho desfavorável ($p=0,7$). A prescrição de tigeciclina foi significativamente associada a um desfecho desfavorável ($p=0,032$) (tabela XXIV).

Quadro XXIV relação entre a terapêutica antibiótica prescrita e os resultados

	Resultado favorável N= (%)	Tendência desfavorável N= (%)	p
Monoterapia	2 (66.7)	1 (33.3)	
Combinação de antibióticos	13 (68.4)	6 (31.6)	0.705
Colistina prescrita (em combinação)	7 (70)	3 (30)	0.616
Tigeciclina prescrita	5 (45.5)	6 (54.5)	0.032
Tigeciclina em monoterapia	1(100)	0 (0)	0.682
Tigeciclina em associação	4 (40)	6 (60)	0.015
Fosfomicina prescrita	4 (80)	1 (20)	0.477
Monoterapia com fosfomicina	1 (50)	1 (50)	0.545
Fosfomicina em associação	3(100)	0 (0)	0.295
Amikacin prescrito (em combinação)	10 (76.9)	3 (23.1)	0.276
Cotrimoxazol prescrito (em combinação)	1(100)	0 (0)	0.682
Imipenem prescrito (em combinação)	1(100)	0 (0)	0.682
Ertapenem (em combinação)	1(100)	0 (0)	0.682
Colistina + Tigeciclina	2 (40)	3 (60)	0.160
Colistina+ Amicacina	4(100)	0 (0)	0.187
Tigeciclina + amicacina	2 (40)	3 (60)	0.160
Fosfomicina+ Amicacina	2(100)	0 (0)	0.455
Fosfomicina+ Colistina	1(100)	0 (0)	0.682
Cotrimoxazol+ Amicacina	1(100)	0 (0)	0.682
Imipenem+ Ertapenem+ Amicacina	1(100)	0 (0)	0.682

A análise do desfecho de acordo com os vários factores de prognóstico não mostrou qualquer associação com a idade, o sexo, a presença de co-morbilidades (diabetes e hipertensão, IR) ou o tempo necessário para iniciar a antibioterapia adequada. Apenas a presença de sépsis ou de CED e a admissão nos cuidados intensivos foram associadas a um desfecho desfavorável.

Quadro XXV: Relação entre os factores de prognóstico das infecções do trato urinário por CEI e evolução

	Tendência favorável N %)	Tendência desfavorável N %)	p
Idade avançada ≥ 65 anos	4 (50)	4 (50)	0.253
Sexo feminino	8 (61.5)	5 (38.5)	0.510
Presença de co-morbilidades	10 (66.7)	5 (33.3)	0.596
≥3 comorbilidades	6 (75)	2 (25)	0.404
Diabetes	9 (69.2)	4 (30.8)	0.490
HTA	5 (55.6)	4 (44.4)	0.367
Dislipidemia	4 (66.7)	2 (33.3)	0.660
DPOC	2 (100)	0 (0)	0.415
Insuficiência renal crónica	4 (80)	1 (20)	0.414
DRC em fase de hemodiálise	1 (100)	0 (0)	0.652
Insuficiência cardíaca	2 (100)	0 (0)	0.415
Doença autoimune	0 (0)	1 (100)	0.348
Terapia com corticosteróides a longo prazo	0 (0)	2 (100)	0.111
Sépsis grave ou CED	8 (50)	8 (50)	0.026
Admissão na unidade de cuidados intensivos	7 (50)	7 (50)	0.069
Tempo entre o início dos sinais clínicos e a terapêutica antibiótica eficaz ≥ 3 dias	9 (75)	3 (25)	0.693
Antibioticoterapia empírica inadequada	5 (62.5)	3 (37.5)	0.510

I. Epidemiologia das Enterobacteriaceae resistentes aos carbapenemes

O aparecimento de CEI em todo o mundo tornou-se uma ameaça para a saúde pública. Levou as autoridades de saúde pública a dar prioridade a uma ação vigorosa para prevenir estas infecções.

1. Em todo o mundo

1.1. Enterobacteriaceae produtoras de KPC

Representam o tipo de carbapenemase mais frequentemente registado a nível mundial entre as beta-lactamases de classe A. Foram identificadas principalmente em Klebsiella pneumoniae e mais raramente noutras enterobactérias (Escherichia coli, Proteus mirabilis, Enterobacter cloacae) [24]. Foram identificadas principalmente em *Klebsiella pneumoniae* e mais raramente noutras enterobactérias (*Escherichia coli, Proteus mirabilis, Enterobacter cloacae*) [24]. O primeiro caso de KPC foi registado nos Estados Unidos (Carolina do Norte) em 1996 [9]. Desde então, estas estirpes espalharam-se por vários países em todo o mundo, onde se tornaram endémicas (Grécia, Itália, etc.). O reservatório destas enzimas é essencialmente a *K. pneumoniae*, que se encontra principalmente distribuída nos hospitais.

1.1.1 América do Norte

De acordo com uma revisão sistemática de artigos publicados entre 1/1/2010 e 1/2/2016, a incidência anual de Enterobacteriaceae resistentes aos carbapenemes nos Estados Unidos variou entre 0,3 e 2,93 casos/100 000 pessoas [25]. As estirpes produtoras de KPC foram as únicas carbapenemases identificadas (representando 47,9% de todas as ERC) num estudo realizado em 7 áreas metropolitanas dos EUA [26].

Foi registada uma rápida disseminação de estirpes de *Klebsiella pneumoniae* produtoras de KPC-2 no nordeste do país, principalmente em Nova Iorque [27].

Os primeiros casos das variantes 4, 5, 6, 8 e 10 da KPC foram isolados em Porto Rico [28].

De acordo com o relatório do Sistema Canadiano de Vigilância da Resistência Antimicrobiana (CARSS) publicado em 2017, entre 2008 e 2016 foram isoladas no Canadá 2106 EPC, 40% das quais segregavam KPC.

1.1.2 América do Sul

As bactérias produtoras de KPC também surgiram na América do Sul.

Em 2006, a Colômbia foi o primeiro país sul-americano a identificar uma estirpe de *Pseudomonas aeroginosa* produtora de KPC. Desde então, outros países latino-americanos registaram a propagação de Enterobacteriaceae produtoras de KPC, incluindo a Argentina, o Chile e o Brasil [29] [30].

1.1.3 Europa

Na Europa, a maior incidência de Enterobacteriaceae secretoras de KPC foi registada nos países mediterrânicos, principalmente em Itália e na Grécia. Estes dois países foram os únicos países europeus que comunicaram uma situação endémica de KPC em 2014-2015 [31]. O Centro Europeu de Vigilância da Resistência aos Antibióticos Bacterianos (EARS Net) declarou a Grécia "um epicentro" a partir do qual as estirpes produtoras de KPC se propagaram a outros países europeus. De facto, o primeiro caso grego de KP produtora de KPC-2 foi identificado em 2008 [32] e, desde então, o número de casos tem aumentado. Spyropoulou et al constataram, num estudo retrospetivo grego (janeiro de 2005-dezembro de 2014), que 48% das estirpes de *Klebsiella pneumoniae* isoladas eram produtoras de carbapenemases, das quais 80% eram KPC [33].

O primeiro caso italiano de *Klebsiella pneumoniae* produtora de KPC-3 foi também identificado em 2008 [34] e, desde então, esta carbapenemase espalhou-se por todo o país [35].

1.1.4 Médio Oriente

A primeira epidemia de *Klebsiella pneumoniae* produtora de KPC no Médio Oriente foi descrita em Israel por Leavitt et al. (2004-2006) [36].

Em 2007, foi lançada em Israel uma estratégia nacional para controlar a propagação do CEI, que reduziu a incidência de infecções hospitalares por CEI de 55,5 para 4,8 casos/100 000 doentes-dia [37].

1.1.5 Ásia

Num estudo multicêntrico chinês realizado em 2015, as estirpes produtoras de KPC representaram 50,3% de todas as Enterobacteriaceae segregadoras de carbapenemases [38]. O clone de *Klebsiella pneumoniae* predominantemente produtor de KPC foi o ST11 no estudo multicêntrico efectuado por Yan Qi et al [39].

1.2. Enterobacteriaceae produtoras de MBL

As carbapenemases do tipo MBL (especialmente NDM) parecem estar concentradas na Ásia. O primeiro doente em que foi detectada a bla-NDM-1 foi um homem sueco que viajou para a Índia em 2007 e contraiu uma infeção do trato urinário por *Klebsiella pneumoniae* [10]. Desde então, vários estudos demonstraram a disseminação de Enterobacteriaceae produtoras de NDM-1 na Índia, no Paquistão e no Bangladesh [40] [41].

As estirpes que segregam NDM-1 também foram registadas na China, mas parecem estar menos disseminadas do que na Índia [42].

Num estudo multicêntrico realizado na China em 2015, a carbapenemase mais isolada das estirpes de *Escherchia coli* foi a NDM (29/39 ou 74,4%) [38].

Na Europa, as estirpes produtoras de NDM foram encontradas na Roménia, na

Polónia e na Dinamarca. No entanto, a VIM é a MBL predominante noutros países europeus, como a Espanha, a Itália e a Hungria [31].

Além disso, deve ser salientado o papel do contacto com as instalações de saúde e o papel das viagens a países endémicos de NDM, como a Índia, no aparecimento destas estirpes nos países europeus.

Na América do Norte, as estirpes que segregam MBL são raramente isoladas. Em 2012, foi registado um surto de *Klebsiella pneumoniae* produtora de NDM-1 em Denever [43]. As carbapenemases VIM e IMP são ainda mais raras.

Um estudo multicêntrico efectuado em 7 países da América do Sul (20122014) revelou que as EPC eram portadoras dos genes bla VIM e bla NDM em 9% e 8%, respetivamente [44].

No período que antecedeu os Jogos Olímpicos de 2016, o gene bla NDM-1 foi identificado em EPCs presentes em dois ambientes aquáticos famosos no Rio de Janeiro (Lagoa Rodrigo de Freitas e Rio Carioca) [45].

1.3. Enterobacteriaceae produtoras de OXA-48

A propagação mundial de carbapenemases do tipo OXA deve-se principalmente à propagação de estirpes que produzem OXA-48 e, em menor grau, OXA-181.

A primeira *Klebsiella pneumoniae* produtora de OXA-48 foi registada na Turquia em 2001 [13]. Desde então, tem continuado a espalhar-se por todo o país. De facto, em 2014-2015, a Turquia representou o nível epidemiológico mais elevado de estirpes secretoras de OXA-48 (fase 5 "situação endémica") [31].

Estas estirpes surgiram rapidamente no Médio Oriente e no Norte de África [46] [47].

Na Europa, a maioria dos casos é atribuída a doentes importados do Norte de África. O nível epidemiológico em 2014-2015 foi o estádio 4 ("propagação inter-regional") para Espanha, França, Bélgica e Roménia [31].

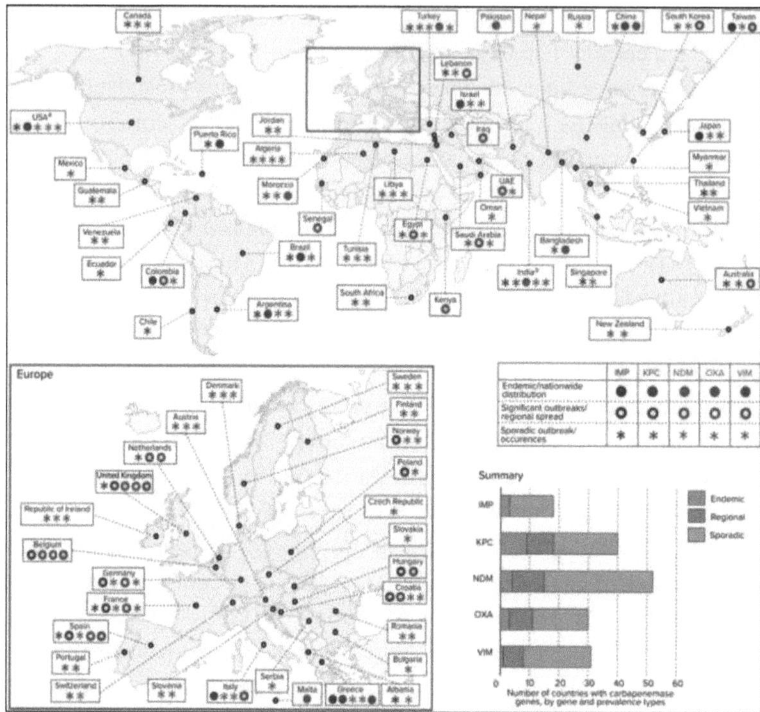

Figura 26: Distribuição mundial das principais carbapenemases [48].

2. Em África

2.1. Enterobacteriaceae produtoras de KPC

Existem poucos dados disponíveis sobre a epidemiologia das Enterobacteriaceae produtoras de KPC em África.

De acordo com uma revisão sistemática da literatura, apenas 3 estudos, realizados no Egito, na Tanzânia e na África do Sul, comunicaram o isolamento de Enterobacteriaceae secretoras de KPC [49].

No Egito, foram isoladas 14 estirpes de *Klebsiella pneumoniae* produtoras de KPC no Hospital Universitário do Canal do Suez [50].

Num estudo num único centro na Tanzânia, apenas 8 estirpes de 103 EPCs eram produtoras de KPC [51].

2.2. Enterobacteriaceae produtoras de MBL

Em África, foram identificadas 4 metalo-beta-lactamases (NDM, VIM, IMP, DIM) em enterobactérias [49].

O primeiro caso africano de NDM-1 foi identificado no Quénia (com base na EPC isolada da urina ou do pus uretral) em doentes internados nas enfermarias do Hospital Universitário Aga Kham entre 2007 e 2009 [52].

As Enterobacteriaceae produtoras de NDM (principalmente *Klebsiella pneumoniae*) foram identificadas principalmente em hospitais (unidades de cuidados intensivos ou enfermarias cirúrgicas) no Quénia, Nigéria e África do Sul [49].

A IMP só foi identificada em Marrocos, na Tunísia e na Tanzânia [53] [54] [55] [50]. O DIM-1 só foi encontrado na Serra Leoa [56].

De facto, apenas 3 estudos comunicaram a deteção de IMP-1 em África: dois em Marrocos (4 casos isolados de infecções do trato urinário na comunidade) [53] [54] e um na Tunísia, realizado no hospital de Kasserine em 2010, que encontrou 10 estirpes de ERC produtoras de NDM-1 na unidade de cuidados intensivos [54].

2.3. Enterobacteriaceae produtoras de OXA-48

Vários estudos demonstraram a endemicidade da enzima OXA-48 em países do Norte de África, como Marrocos e Tunísia [49].

Foram isoladas estirpes de *Klebsiella pneumoniae* que segregam OXA 181 em doentes hospitalizados na África do Sul [57].

Num estudo realizado por Leski et al. na Serra Leoa, foram identificadas carbapenemases OXA-51Like e OXA-58 nas EPC [55].

3. Na Tunísia

Existem muito poucos estudos epidemiológicos que descrevam os mecanismos de resistência das enterobactérias aos carbapenemes presentes no nosso país e a sua distribuição geográfica.

A oxacilinase OXA-48 parece ser a carbapenemase mais frequentemente descrita na Tunísia (quadro XV).

Em 2011, foi registado um surto nosocomial de *Providencia stuartii* secretora de OXA-48 no Hospital Universitário Habib Bourguiba em Sfax [58].

No mesmo hospital, 21/153 (13,7%) estirpes de *Klebsiella pneumoniae* isoladas entre 2009 e 2010 eram secretoras de OXA-48 [59].

Um estudo num único centro realizado no CHU Taher Sfar Mahdia (2015-2016) mostrou que, entre 220 estirpes de *Klebsiella pneumoniae*, 29 (13,2 %) eram resistentes aos carbapenemes, das quais a carbapenemase mais frequentemente isolada foi a OXA-48 like (75,9 %) [60].

Outras variantes do OXA-48, nomeadamente o OXA-204, foram registadas na Tunísia [61].

Em 2006, ocorreu em Sfax uma epidemia nosocomial devido a uma estirpe de *Klebsiella pneumoniae* produtora de uma metalo-enzima do tipo VIM-4 [62].

Em 2010, Chouchani et al encontraram estirpes de *Klebsiella pneumoniae* que segregavam VIM e IMP em rios da Tunísia (Oued Meliane e Oued Solmane) [63].

Além disso, foram registadas epidemias de *Pseudomonas aeruginosa* que segrega VIM-2 [64] [65].

Até à data, não foram registados na Tunísia casos de enterobactérias secretoras de KPC.

Quadro XXVI: Estudos sobre as ITU causadas por Enterobacteriaceae segregadoras de carbapenemases na Tunísia

Ano de isolamento	2010	2009-10	2005	2009	2011	2010	2012	2009-11
Tipo de estudo	Relato de caso	Sunzeillance fornecida pelos laboratórios	Sunzeillance fornecida pelos laboratórios	Relato de caso	Sunzeillance fornecida pelos laboratórios	Estudo transversal	Relato de caso	Sunzeillance fornecida pelos laboratórios
Tipo de amostra	urina	ND	Urina, sangue, ferida, cateter, abcesso cerebral, expetoração	Escarro ou sangue	Esfregaços rectais, nasais, axilares e ambientais	esfregaços ambientais	Pus esternal	Pus, urina, sangue
Bactérias	*K.pneumoniae*	*K.pneumoniae*	*K.pneumoniae*	*K.pneumoniae*	*P. Stuartii*	*E. coli K.pneumoniae*	*K.pneumoniae*	*K.pneumoniae C.freundii*
Número de estirpes positivo/ Número total de estirpes testado (%)	ND	21/153 (14)	11/11 (100)	ND	13/13 (100)	13/46 (28)	ND	ND
A carbapenemase descrita	ONA-48 (2)	ONA-48 (21)	VIM-4(11)	ONA-48 (1)	ONA-48 (13)	VIM-2 (4) NDM-I		ONA-48 (4) ONA-48 (1)
Comunidade/ Nosocomial	N	N			N			N
Idade	ND	ND	A	A	A	ND	A	A/F
Referência	[66]	[59]	[62]	[67]	[58]	[68]	[69]	[70]

NDinondisponible; A; Adulto; F; Criança

II. Factores de risco para infecções do trato urinário por Enterobacteriaceae resistentes aos carbapenemes

1. Idade

De acordo com uma revisão da literatura que abrange artigos publicados entre 1966 e 2016 e que estuda os factores de risco das infecções do trato urinário multirresistentes, a idade avançada é um desses factores (64,7% dos estudos) [71].

Nos Estados Unidos, um estudo multicêntrico realizado por Guh et al entre 2012 e 2013 mostrou que a idade média dos doentes com infecções por Enterobacteriaceae resistentes aos carbapenemes (70% das quais eram infecções do trato urinário) era de 66 anos, e o grupo etário mais afetado situava-se entre os 65 e os 79 anos (31%) [26].

Na nossa série, a idade média dos doentes foi de 57,3 anos, sendo que 43,4% tinham idades compreendidas entre os 56 e os 65 anos, o que está de acordo com os dados da literatura.

No entanto, alguns estudos não encontraram qualquer relação entre a idade e a ocorrência de tais infecções. É o caso de um estudo retrospetivo de caso-controlo realizado por Shilo et al., que não encontrou qualquer diferença significativa na incidência de infecções uropatogénicas resistentes aos carbapenemes entre indivíduos idosos e indivíduos com menos de 65 anos de idade [72]. Lee et al. não consideram que a idade seja um fator determinante na resistência aos antibióticos das enterobactérias isoladas em infecções do trato urinário [73].

2. Género

A incidência de infecções do trato urinário é mais elevada nas mulheres do que nos homens devido a uma série de factores anatómicos e fisiológicos [74].

No entanto, de acordo com a meta-análise de Tenney et al, o sexo masculino é um fator de risco para infecções do trato urinário multi-resistentes (61,5%) [71]. Estudos realizados na Índia e na Alemanha concluíram que o sexo masculino favorece as infecções por agentes patogénicos resistentes aos carbapenemes *(p=0,050* e *p=0,0025*, respetivamente) [75] [76].

Outros estudos analíticos destinados a determinar os factores que favorecem a ocorrência de infecções do trato urinário, em particular as infecções com germes resistentes aos carbapenemes, não encontraram qualquer diferença na incidência entre os sexos [72].

Num estudo multicêntrico americano, 59% dos doentes com infecções por Enterobacteriaceae resistentes aos carbapenemes (70% das quais eram infecções do trato urinário) eram do sexo feminino [26].

Os nossos resultados coincidem com os deste último estudo. Houve um predomínio de mulheres, com uma razão de sexo (M/F) de 0,77.

3. Comorbilidades

Certas comorbilidades representam um fator de risco para a aquisição de infecções do trato urinário causadas por uropatogénios resistentes aos carbapenemes, como a diabetes [26] [77], a hemodiálise [78] e a neoplasia [77]. Isto pode ser explicado pelo facto de:

- a própria patologia é uma causa de alteração e enfraquecimento dos mecanismos de defesa do hospedeiro
- a patologia subjacente é a causa de visitas frequentes às unidades de saúde e de uma eventual hospitalização
- a patologia predispõe a infecções, o que aumenta a frequência de utilização de antibióticos, nomeadamente de largo espetro, que podem ter um impacto

significativo no microbiota.

Os nossos resultados são consistentes com a literatura. Na nossa série, as principais comorbilidades presentes nos nossos doentes foram a diabetes e a hipertensão arterial, observadas em 56,5% e 39,1%, respetivamente. Entre os nossos 23 doentes, 5 (21,7%) tinham insuficiência renal crónica, 2 tinham DPOC e 2 estavam a receber terapêutica prolongada com corticosteróides.

3.1. Diabetes

Os diabéticos correm um risco acrescido de infeção. O trato urinário é o principal local de infeção nos diabéticos [79]. Vários factores podem contribuir para a ocorrência de tais infecções [80]:

- o elevado nível de glucose na urina e no parênquima renal, que proporciona um ambiente favorável ao desenvolvimento e à adesão dos germes ao urotélio.

- neuropatia da bexiga, que prejudica o esvaziamento.

- Enfraquecimento do sistema imunitário.

A diabetes é considerada uma das principais comorbilidades associadas às infecções uropatogénicas resistentes aos carbapenemes. De facto, dois estudos multicêntricos realizados nos Estados Unidos [26] e em Taiwan [77] constataram que 44,3% e 34,8% dos doentes, respetivamente, eram diabéticos. Mariappan et al concluíram que a diabetes é um fator de risco para este tipo de infeção *(p=0,036)* [75].

No entanto, a diabetes só foi identificada como um fator de risco para infecções do trato urinário multirresistentes em 50% dos estudos publicados entre 19962016 [71].

3.2 Outras co-morbilidades

Outras patologias têm sido referidas na literatura como factores incriminatórios na aquisição de infecções por enterobactérias resistentes aos carbapenemes, tais como neoplasia, imunossupressores, anti-histamínicos e hemodiálise. Estes factores de risco foram identificados num estudo turco retrospetivo de 720 doentes com infeção por *Klebsiella spp.* resistente aos carbapenemes [78]. No nosso estudo, 5 doentes (21,7%) tinham insuficiência renal crónica. Um destes doentes (4,3%) estava a fazer hemodiálise. Não foram registados antecedentes de neoplasia ou de terapêutica imunossupressora.

Em contrapartida, Shilo et al concluíram, com base num estudo de caso-controlo que comparou 135 doentes com bacteriúria por *Klebsiella pneumoniae* resistente aos carbapenemes com 127 doentes com bacteriúria sensível aos carbapenemes, que a diabetes, a insuficiência renal, a imunossupressão e a cirrose hepática não são factores de risco para infecções do trato urinário resistentes aos carbapenemes [72].

4. História de infeção do trato urinário

Vários estudos demonstraram que uma história de infeção do trato urinário nos últimos 12 meses é um fator de risco para as ITU multirresistentes (incluindo Enterobacteriaceae resistentes aos carbapenemes) [71]. Esta associação pode ser explicada pelo impacto dos antibióticos prescritos e por eventuais hospitalizações durante estes episódios infecciosos. Na nossa série, 13 doentes (56,5%) tinham antecedentes de infeção do trato urinário no ano anterior, tendo todos eles necessitado de pelo menos um internamento hospitalar.

5. Hospitalização anterior e estadia em cuidados intensivos

Uma história de hospitalização é um dos principais factores de risco para a aquisição de infecções do trato urinário multi-resistentes [71].

Um estudo multicêntrico americano realizado entre 2012 e 2013 revelou que 73,9% dos doentes com antecedentes de hospitalização nos últimos 30 dias tinham desenvolvido uma infeção resistente aos carbapenemes [26].

Por outro lado, num estudo alemão, a hospitalização prévia nos últimos seis meses não foi considerada um fator que favorecesse a ocorrência de infecções por Enterobacteriaceae resistentes aos carbapenemes [76].

Na nossa série, 78,3% dos doentes tinham antecedentes de hospitalização. A maioria (69,6%) foi internada no mesmo hospital. Num caso, verificou-se uma estadia numa clínica privada e num hospital regional, respetivamente.

A duração do internamento hospitalar é um fator importante a ter em conta. O risco de desenvolver infecções por Enterobacteriaceae resistentes aos carbapenemes é proporcional à duração da hospitalização anterior. Um estudo multicêntrico americano (2010-2011) revelou que 30,4% dos doentes com um internamento prévio longo ($\geq$ 25 dias) estavam colonizados por Enterobacteriaceae secretoras de carbapenemases. Esta colonização só foi observada em 3,3% dos doentes com uma estadia hospitalar curta [81]. Esta relação pode ser explicada pelo facto de os doentes com uma história de hospitalização de longa duração terem uma morbilidade elevada e necessitarem de cuidados mais ou menos invasivos e, por vezes, de tratamento antibiótico.

No nosso estudo, o tempo médio de permanência no hospital foi de 17 dias (2-50 dias).

A permanência numa unidade de cuidados intensivos é um dos principais factores de risco para a aquisição de infecções do trato urinário resistentes aos carbapenemes descritos na literatura [82]. Esta relação pode ser explicada pela diversidade e multiplicidade dos cuidados prestados, pelo contacto próximo e/ou prolongado com doentes potencialmente colonizados e pela frequência da prescrição de antibióticos nestas enfermarias.

Entre os nossos doentes, 13% tinham antecedentes de internamento numa unidade de cuidados intensivos médicos.

6. Procedimentos invasivos

A cateterização urinária em todas as suas formas, quer seja recente ou realizada durante uma hospitalização anterior, favorece a aquisição de infecções do trato urinário multi-resistentes, particularmente as resistentes aos carbapenemes [71] [72] [26].

O papel favorável da cateterização na ocorrência de infecções do trato urinário é explicado por :

- Irritação crónica da mucosa ureteral pelo cateter urinário [83].
- Produção de biofilme [84]
- A produção de ureases por determinadas estirpes (*P. mirabilis, K. pneumoniae*) [85].

Uma duração de cateterização $\geq$ 30 dias é o principal fator determinante da bacteriúria [86].

Na nossa série, 15 doentes (65,2%) foram cateterizados, 13 dos quais com cateterização transitória e 3 doentes com cateterização de JJ.

A análise univariada mostrou uma associação entre a cateterização da bexiga e a ITU por *Klebsiella pneumoniae* resistente aos carbapenemes (p=0,026).

Outros procedimentos invasivos têm sido mencionados na literatura como factores de risco para todas as infecções por agentes patogénicos resistentes aos carbapenemes, como a ventilação mecânica [75] [78], cateterização venosa central [82], cateterização cardíaca [72], procedimentos endoscópicos [87] e procedimentos cirúrgicos [75].

7. Consumo de antibióticos

Vários estudos demonstraram que a utilização prévia de antibióticos é um fator de risco importante para a aquisição de infecções multi-resistentes do trato urinário [71].

Um estudo de caso-controlo realizado por Shilo et al. revelou que a utilização de cefalosporinas de 1ª geração e de colistina favorece as infecções do trato urinário com germes resistentes aos carbapenemes *(p=0,008* e *p=0,036, respetivamente)* [72].

Vários estudos demonstraram que a utilização prévia de carbapenemes está implicada na seleção de Enterobacteriaceae resistentes aos carbapenemes e é um fator de risco principal no aumento da incidência de infecções multirresistentes [75] [77] [78].

Na nossa série, 20 casos (87,0%) tinham usado antibióticos nos seis meses anteriores à infeção do trato urinário por CEI. As principais famílias de antibióticos utilizadas foram os beta-lactâmicos, seguidos das fluoroquinolonas (87,0% e 39,1%, respetivamente). Uma análise dos registos hospitalares revelou que os antibióticos à base de carbapenemes tinham sido utilizados em 11 casos (47,8%).

O elemento ecológico é também um fator de risco que não deve ser ignorado ou negligenciado. Este fator determinante, pouco explorado até à data, é essencialmente representado por:

- antibióticos excretados na forma ativa, que persistem durante muito tempo no ambiente, e

- a utilização de antibióticos na prática veterinária [88].

8. Viagem recente

As viagens são o fator de risco mais importante na propagação de Enterobacteriaceae resistentes aos carbapenemes em diferentes partes do mundo. Um estudo retrospetivo alemão revelou que, entre 24 doentes com uma infeção por EPC, 5 tinham uma história de estadia recente no estrangeiro (Turquia, Arábia Saudita, Rússia ou Luxemburgo, Egito) [76].

De acordo com o boletim epidemiológico nacional francês de 31 de dezembro de 2015, foi encontrado um historial de estadia no estrangeiro em 1131 doentes com infeção por ERC, ou seja, 47% de todos os casos notificados durante o período de 2004 a 2015. Destes doentes, 40% tinham sido hospitalizados num estabelecimento estrangeiro durante o ano anterior ao isolamento da ERC [89].

Na nossa série, dos 23 doentes, apenas 2 tinham uma história de viagem recente (Argélia e Arábia Saudita) sem internamento hospitalar.

III. Aspectos clínicos e paraclínicos das infecções do trato urinário por Enterobacteriaceae resistentes aos carbapenemes

1. Aspectos clínicos

1.1. Circunstâncias em que ocorrem infecções do trato urinário por ERC

A emergência da resistência aos carbapenemes representa mais um passo no sentido da resistência pan-antibiótica nas Enterobacteriaceae. As primeiras estirpes de ERC foram adquiridas em hospitais [90]. Num estudo de coorte prospetivo realizado nos Estados Unidos entre março de 2011 e dezembro de 2012, foram registados 127 casos de infeção por ERC, 40,2% dos quais eram urinários. Todas estas infecções foram associadas aos cuidados de saúde. A maioria destes casos (77,2%) ocorreu em doentes hospitalizados em unidades de cuidados intensivos [91].

De acordo com a TEARS-Net, a Rede Europeia de Vigilância da Resistência Antimicrobiana, 72,1 % das infeções por Enterobacteriaceae produtoras de carbapenemases documentadas em França em 2017 eram de origem hospitalar e 27,9 % de origem comunitária.

Um estudo num único centro realizado em Taiwan mostrou que 70,5% (n=55) das infecções uropatogénicas resistentes aos carbapenemes (das quais 34,8% eram infecções do trato urinário) eram nosocomiais, enquanto 29,5% eram adquiridas na comunidade [77].

Os resultados do nosso estudo estão de acordo com os relatados na literatura. De facto, 56,5% das ITUs do ERC foram associadas aos cuidados de saúde e 43,5% foram adquiridas na comunidade.

Dada esta percentagem alarmante de infecções do trato urinário adquiridas na comunidade (CAUTI) com germes resistentes aos carbapenemes, a existência de factores de risco para a aquisição de tais germes deve ser tida em conta no tratamento empírico das CAUTI.

1.2. Sinais clínicos

■ Sinais de gravidade

O quadro clínico das ITUs por CRE é mais ruidoso do que o das ITUs com germes susceptíveis. Num estudo multicêntrico que envolveu 256 casos de infeção por CEI, 75 dos quais eram ITU, L. Alexander et al mostraram que a gravidade da apresentação clínica é acentuada. De facto, 84 doentes (32,8%) apresentavam-se com sépsis e um score APACHE II médio de 21,9. Destes, 29,3% apresentaram choque sético [92].

Um estudo retrospetivo de um único centro realizado por Lee et al. em Taiwan (20062015), comparando os aspectos clínicos das infecções do trato urinário multirresistentes com os dos germes susceptíveis, mostrou que as perturbações da consciência eram muito mais frequentes no grupo das infecções do trato urinário multirresistentes do que no grupo dos germes susceptíveis (17,7% vs. 12,6%). Esta diferença entre os dois grupos não foi estatisticamente significativa $(p = 0,088)$. Para além disso, não foi encontrada qualquer diferença entre estes dois grupos em termos de frequência de taquicardia (FC$\geq$ 90 bpm) (82,3% versus 81,3%; $p = 0,605$) [93].

Num estudo de coorte realizado por Qureshi et al (2009-2012), a alteração da consciência dominou o quadro clínico. Esteve presente em 8 dos 21 doentes (38,1%) com uma infeção do trato urinário por *Klebsiella pneumoniae* resistente aos carbapenemes [94].

■ Febre

Durante as infecções parenquimatosas do trato urinário, a febre é frequente e muitas vezes elevada. Qureshi et al verificaram que a febre estava presente na maioria dos casos de ITU do ERC (57,1%) [94].

°Lee et al. mostraram que a febre (T$\geq$ 38,3 C) estava presente em mais de metade dos casos de ITU do ERC (57,8%). A frequência de um estado febril é semelhante à encontrada no grupo que apresenta uma ITU com germes susceptíveis (57,7%; $p= 0,98$) [93].

No entanto, um estudo caso-controlo realizado por Shilo et al. encontrou febre em apenas 41% dos doentes com bacteriúria por *K. pneumoniae* [72].

■ **Sinais urinários**

Podem ser observados sinais urinários, tais como ardor urinário, disúria e/ou polaquiúria, durante as infecções por ERC. No entanto, estes sinais não são constantes. De facto, Qureshi et al. encontraram disúria em apenas 5 dos 21 doentes (23,8%) com uma infeção do trato urinário por *Klebsiella pneumoniae* resistente aos carbapenemes [94].

No estudo efectuado por Alexander L et al, 58,7% dos doentes com ITU do RCE apresentavam leucocitúria no teste de urina e 81,3% destes tinham piúria no exame macroscópico da urina [92].

■ **Dor lombar**

A presença de dores nas costas sugere uma infeção do parênquima renal. É menos comum do que a febre. Este facto pode dever-se à frequência de pielonefrite grave acompanhada de choque ou perturbação da consciência e à presença de co-morbilidades como a diabetes. Qureshi et al. encontraram dor lombar em apenas um de 21 doentes com ITU do RCE [94].

Os resultados do nosso estudo são consistentes com os relatados na literatura. A infeção revelou sépsis e choque sético em 8 casos (34,8%). O estado geral alterado e a alteração da consciência foram observados em 69,6% e 56,5% dos casos, respetivamente. A febre foi observada em 18 casos (78,3%), enquanto os sinais urinários e a dor lombar foram observados em apenas 39,1% e 13% dos casos, respetivamente.

2. Aspectos biológicos

2.1. Dados microbiológicos

2.1.1. Leucocitúria

[343]O diagnóstico microbiológico de uma infeção baseia-se na presença de bacteriúria maior ou igual a 10 UFC/ml para *E. coli* e $\geq$ 10 UFC/ml para outras enterobactérias nas mulheres, combinada com leucocitúria significativa ($\geq$ 10/mm).

[3]Um estudo de coorte retrospetivo realizado por Qureshi et al (2009- 2012), com o objetivo de estudar a epidemiologia da bacteriúria por KPRC e o seu impacto, encontrou uma taxa de leucocitúria $\geq$ 150/mm em 57% destas ITU [94].

No nosso estudo, encontrámos um resultado semelhante. Leucocitúria $\geq$ 150/mm3 foi observada em 60,9% dos casos.

2.1.2. Prevalência do isolamento de estirpes resistentes aos carbapenemes em Enterobacteriaceae

Das 7362 estirpes de Enterobacteriaceae isoladas da urina durante o período do nosso estudo, 34 eram resistentes aos carbapenemes, o que corresponde a uma prevalência de 0,46%.

Este resultado não é semelhante ao encontrado num estudo prospetivo realizado no CHU Ibn Sina Rabat, onde 88 de 3884 estirpes de Enterobacteriaceae isoladas de amostras urinárias recolhidas nos vários departamentos do hospital durante o período de julho de 2012 a julho de 2013 eram resistentes aos carbapenemes (ou seja, uma prevalência de 3,64%) [95].

Um estudo de coorte multicêntrico (2009-2013) concluiu que a prevalência de estirpes resistentes aos carbapenemes entre as enterobactérias responsáveis por infecções do trato urinário nos Estados Unidos era de 2,9% [96].

De acordo com o Centro Europeu de Vigilância da Resistência Antibacteriana (EARS-Net), a resistência aos carbapenemes nas enterobactérias é elevada nalguns países do sul da Europa, onde ultrapassa os 30 %, como é o caso da Grécia, onde a taxa de resistência foi de 67,1 % em 2016. No entanto, a propagação de EPC em França ainda é limitada. Menos de 1% das estirpes de *K. pneumoniae* isoladas em infecções invasivas em 2016 eram resistentes aos carbapenemes.

2.1.3. Distribuição das estirpes ERC por tipo de germe

No nosso estudo, *Klebsiella pneumoniae* foi o germe mais isolado (69,5%), seguido de *Enterobacter cloacae* (26%). Estes resultados são coerentes com os de numerosos estudos.

Num estudo retrospetivo multicêntrico, que abrangeu 22 centros em quatro países (EUA, Reino Unido, Itália, Grécia) e foi realizado durante um período de 6 meses (setembro de 2013 - março de 2014), Alexander et al. descobriram que as estirpes mais frequentemente isoladas em ITUs de CEI eram: *Klebsiella pneumoniae* em 78,7% dos casos (59/75), *Enterobacter cloacae* e *Escherichia coli* em 5,3% dos casos (4/75), respetivamente [92].

Um estudo retrospetivo de um único centro realizado em Taiwan (janeiro de 2015 - junho de 2015) mostrou que os CEI mais frequentemente isolados durante as infecções (um terço das quais eram infecções do trato urinário) foram: *K. pneumoniae* (53,8%) seguido de *E. cloacae* (30,8%) [77]. No entanto, uma meta-análise efectuada por Xu et al. de estudos realizados entre 2000 e 2012 para determinar os aspectos epidemiológicos das infecções por CEI em países asiáticos mostrou que *K. pneumoniae* e *E. coli* eram as estirpes predominantes (39,3% e 22%, respetivamente) [97].

Um estudo de coorte prospetivo realizado nos Estados Unidos entre março de 2011 e dezembro de 2012 demonstrou que *a K. pneumoniae* foi isolada em 89% das infecções por ERC (40,2% das quais eram infecções do trato urinário) [91].

Num estudo realizado no âmbito da vigilância microbiológica e epidemiológica das CPE na Bélgica (janeiro de 2012-junho de 2014), Jans et al mostraram que *K. pneumoniae, E. cloacae* e *E. coli* representavam 65,7%, 8,3% e 8,1% das CPE, respetivamente (Figura 20).

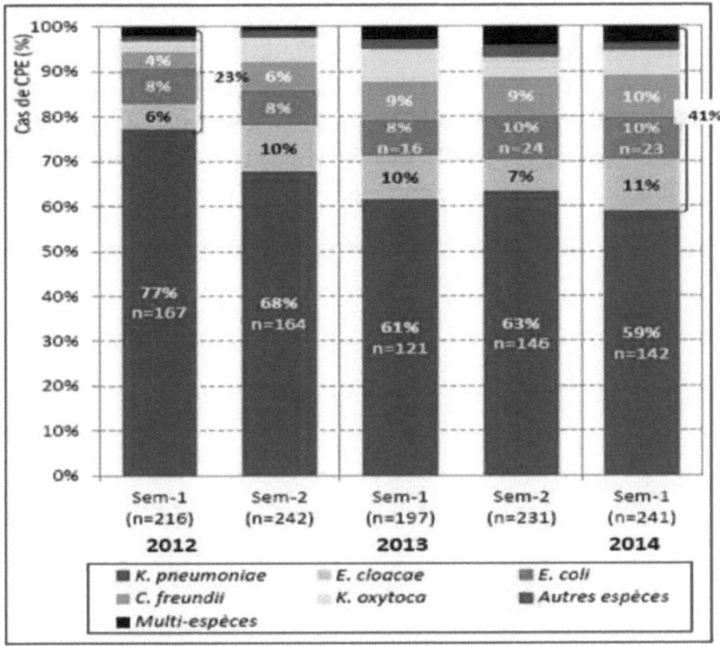

Figura 27: Distribuição das EPC por espécie (2012-2014) na Bélgica [98].

Mais recentemente, as estirpes de ERC isoladas em França foram *K. pneumoniae* em 34,2% dos casos e *E. coli* em 33,9% dos casos (de acordo com EARS.Net).

2.1.4. Repartição das estirpes por idade e sexo

No nosso estudo, houve uma ligeira predominância feminina (56,5%) nas infecções do trato urinário por *K. pneumoniae.* Este agente patogénico foi isolado em metade dos casos em doentes com idades compreendidas entre os 56 e os 65 anos. *A E. cloacae* foi isolada igualmente em ambos os sexos, sem predomínio de idade.

Em contraste com os nossos resultados, um estudo prospetivo multicêntrico realizado nos EUA entre dezembro de 2011 e outubro de 2013 revelou que a idade média dos doentes com ITU por *K. pneumoniae* resistente aos carbapenemes era de 72 anos e 59% eram mulheres [98] [99].

Shilo et al. demonstraram que os doentes com bacteriúria uropatogénica resistente aos carbapenemes (colonização ou infeção do trato urinário) tinham, em média, 77 anos e 54% eram do sexo feminino [72].

2.1.5.Distribuição das estirpes por ano de isolamento

No nosso estudo, 43,5% das estirpes de ERC foram isoladas em 2015. *K. pneumoniae* foi o germe mais frequentemente isolado durante todo o período do estudo.

Em França, registou-se um pico no isolamento de *K. pneumoniae* e *E. cloacae* em 2014, seguido de uma tendência decrescente. O número de casos documentados foi o mesmo em 2016-2017. Em contrapartida, a tendência na frequência de isolamento de outras enterobactérias (*E. aerogenes, E. coli, etc.*) parece estar a seguir uma curva crescente, com um pico em 2017 [100] (figura 21).

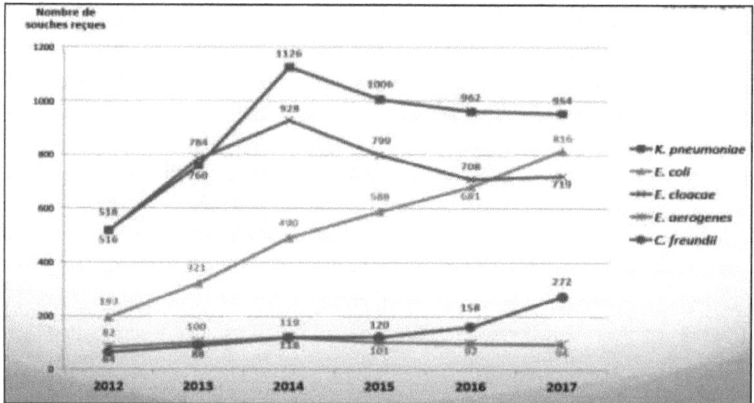

Figura 28: Evolução do número de estirpes de CPE enviadas ao CNR de 2012 a 2017
[100]

2.1.6.Distribuição das estirpes por mês de isolamento

No nosso estudo, 65,2% das estirpes de ERC foram isoladas durante o período inverno-primavera.

Contrariamente aos nossos resultados, o pico de incidência de infecções por ERC em França e na Bélgica foi observado durante o outono (Figuras 22 e 23) [98] [100].

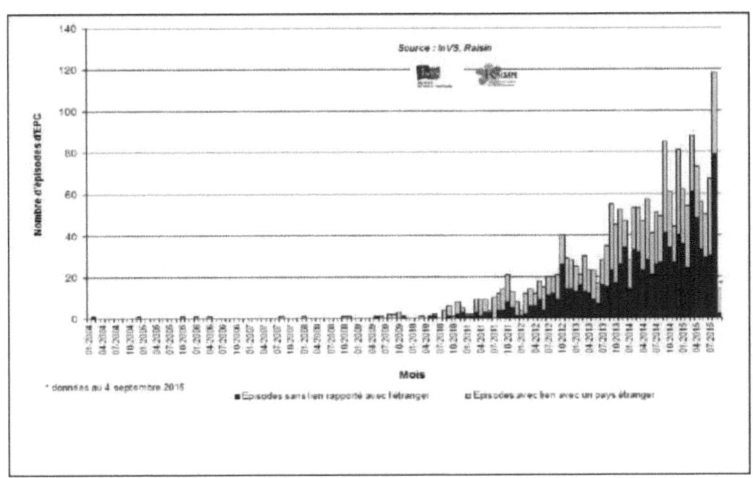

Figura 29: Variação do número de episódios de infeção por EPC notificados por mês em França de 2004 a 2015 [100].

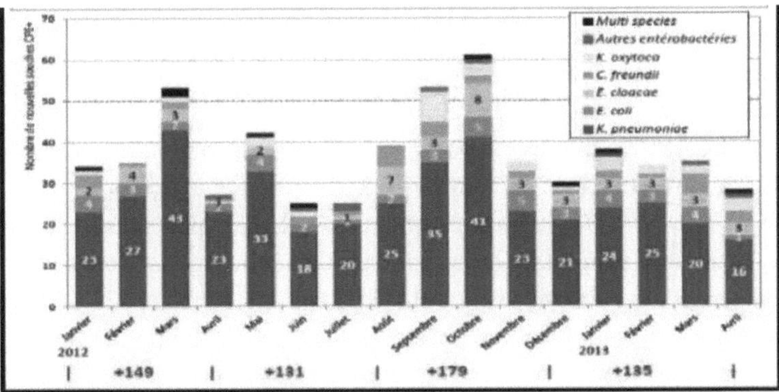

Figura 30: Distribuição mensal dos CPE isolados na Bélgica de 2012 a 2013[98].

2.1.7. Repartição das estirpes por serviço

A Klebsiella pneumoniae, o Enterobacter cloaceae e *o Enterobacter aerogenes*, encontrados no nosso estudo, provinham principalmente de unidades de cuidados intensivos em 56,2%, 66,7% e 100% dos casos, respetivamente.

Estes resultados são consistentes com os de vários estudos. É o caso do estudo de Carrilho, que mostrou que 77,2% das estirpes de ERC (40,2% das quais foram isoladas na urina) foram isoladas de doentes hospitalizados em unidades de cuidados intensivos [91].

Num estudo retrospetivo que determinou o perfil epidemiológico dos CEI no laboratório de microbiologia do Hospital Universitário de Rabat, verificou-se que a maioria dos CEI isolados provinha de unidades de cuidados intensivos pediátricos e de unidades de cuidados intensivos gerais em 46,4% e 12,7% dos casos, respetivamente [95].

Os doentes hospitalizados em unidades de cuidados intensivos correm um maior risco de colonização e infeção por agentes patogénicos multirresistentes, incluindo os ERC, devido à gravidade da sua doença, aos longos períodos de internamento, aos procedimentos invasivos frequentes e à utilização de antibióticos de largo espetro.

2.1.8.Perfil de suscetibilidade das estirpes aos antibióticos

Todas as estirpes uropatogénicas resistentes aos carbapenemes isoladas no nosso estudo eram resistentes a todos os beta-lactâmicos e fluoroquinolonas. No entanto, eram sensíveis à colistina em todos os casos, à fosfomicina e à tamicacina em 20 casos (87%), respetivamente, à tigeciclina em 13 casos (56,5%), à sulfonamida/trimetoprim em 4 casos (17,4%) e à gentamicina em 3 casos (13%) (Quadro XI).

Um estudo prospetivo multicêntrico realizado nos Estados Unidos, avaliando as várias alternativas terapêuticas para as infecções urinárias por KPRC e o seu impacto, mostrou um perfil de sensibilidade para estes uropatógenos semelhante ao encontrado no nosso estudo, com taxas de sensibilidade de 91%, 83%, 53%, 38% e 33% respetivamente para a colistina, tamicacina, tigeciclina, gentamicina e cotrimoxazol [99].

Num estudo realizado no departamento de microbiologia do Hospital Universitário de Catania (Itália) em 2014, Mezzatesta et al demonstraram que as estirpes de *Klebsiella. Pneumoniae* produtoras de carbapenemases, isoladas de amostras urinárias, eram resistentes aos beta-lactâmicos e às fluoroquinolonas, mas sensíveis à fosfomicina e ao cotrimoxazol em 82 % e 32 % dos casos, respetivamente. A sua taxa de sensibilidade aos nitrofuranos foi de 28%. Contrariamente aos dados do presente estudo, todas as estirpes de ERC isoladas no nosso estudo eram resistentes aos nitrofuranos [101].

2.1.9.Hemoculturas

No nosso estudo, foram efectuadas hemoculturas em 9 casos (39,1%). Foram positivas em 7/17 amostras, quatro das quais isolaram a mesma bactéria com o mesmo perfil de sensibilidade que a isolada na ECBU.

Van Duin et al mostraram que 10 dos 53 doentes (18,9%) com uma infeção do trato urinário por KPC tinham bacteriemia com o mesmo germe [99].

Num outro estudo retrospetivo monocêntrico, Bryan, Alexander et al mostraram que 14% dos doentes tinham uma hemocultura positiva com o mesmo germe que o isolado na ECBU, com o mesmo perfil de sensibilidade [102].

2.2. Outros parâmetros biológicos: CBC, CRP, creatinina no sangue....

Lee et al, num estudo retrospetivo que abrangeu o período de 2006 a 2015, comparando os aspectos clínicos e paraclínicos das infecções do trato urinário multirresistentes com os dos germes susceptíveis, não encontraram qualquer diferença significativa entre os dois grupos.

Não se registou qualquer diferença biológica entre estes dois grupos. [33]Hiperleucocitose (> 12.000/mm), trombocitopenia (contagem de plaquetas < 100.000/mm) e PCR positiva (>10 mg/dl) foram encontradas em: 55,5% vs 55,9% com *p=0,918*, 13,2% vs 13,5% com *p=* 0,940 e 55% vs 54,1% com *p=* 0,853 respetivamente [93].

O comprometimento da função renal foi muito mais frequente no grupo de infeção do trato urinário multirresistente (24,5% vs 16,4%; *p=0,016*) [93].

Os resultados do nosso estudo são semelhantes aos encontrados no estudo supracitado. Os leucócitos >10.000/mm3 e a PCR >50 mg/dl estavam presentes em 82,6% e 69,6% dos casos, respetivamente. No entanto, uma contagem de plaquetas inferior a 100.000/mm3 foi encontrada em 8,7% dos casos. Quase metade dos nossos doentes (45,4%) apresentava insuficiência renal.

3. Aspectos radiológicos

No nosso estudo, foi realizada radiologia adicional (ecografia e/ou cenografia) em 78,3% dos casos. As anomalias mais frequentes foram a nefromegalia (hidronefrose), a dilatação das cavidades pielocecais e a litíase urinária em 22,7% (5/18), 22,2% (4/18) e 16,6% (3/18) dos casos, respetivamente.

Estes resultados estão de acordo com os relatados na literatura. De facto, Lee et al mostraram que as anomalias radiológicas, como a hidronefrose, a iitíase renal ou ureteral, eram significativamente mais frequentes durante as infecções do trato urinário com germes multi-resistentes do que com germes sensíveis. Estas anomalias foram observadas em 25% vs 15,6% (*p=* 0,005), 23,3% vs 14,3% (*p=* 0,006) e 16,4% vs 9,3% (*p=* 0,011) dos casos, respetivamente [93].

IV. Aspectos terapêuticos

As infecções do CEI representam um grande problema terapêutico devido à escolha limitada de antibióticos activos e à ausência de um consenso claro sobre a abordagem terapêutica.

Na prática, as opções de tratamento são frequentemente limitadas aos aminoglicosídeos, tigeciclina, colistina, fosfomicina e mesmo a certas quinolonas.

Um estudo transversal que utilizou um questionário distribuído pela Internet, dirigido principalmente a especialistas em doenças infecciosas em vários países do mundo e abrangendo um período de 6 meses (janeiro-junho de 2017), mostra que quase metade (48,6%) dos especialistas não segue uma abordagem terapêutica clara e convencional no tratamento das infecções por CTA. De facto, o local da infeção, a sua gravidade e a CIM do antibiótico são os principais fatores que têm em consideração ao escolher a terapia antibiótica [103].

1. Moléculas utilizadas

No nosso estudo, os principais fármacos prescritos para o tratamento de infecções do trato urinário causadas por organismos resistentes aos carbapenemes foram: tamicacina, tigeciclina, colistina, imipenem, fosfomicina e tazocilina (68,2%, 50,0%, 45,5%, 27,2% e 22,7%, respetivamente).

❖ **Aminosídeos :**

Os aminoglicosídeos são antibióticos rapidamente bactericidas com atividade dependente da concentração. São utilizados em infecções graves ou infecções causadas por bactérias resistentes, como as infecções por ERC. Um estudo de coorte prospetivo americano que descreve os aspectos terapêuticos das infecções do trato urinário por Enterobacteriaceae produtoras de KPC e o seu impacto clínico-biológico demonstrou a eficácia clínica e biológica dos aminoglicosídeos administrados a sete doentes (100%) [102].

Outro estudo prospetivo brasileiro, que descreveu os aspectos clínicos, microbiológicos, terapêuticos e evolutivos das infecções por TRC e seus factores prognósticos, envolvendo 127 doentes (40,2% dos quais com infeção urinária por TRC), mostrou que o uso de aminoglicosídeos esteve associado a 70,4% das mortes ($p= 0,2$) [91].

No nosso estudo, a gentamicina não foi utilizada devido a uma elevada taxa de resistência a este antibiótico nas Enterobacteriaceae isoladas. A amicacina foi utilizada em 13 casos (56,5%). Foi prescrita em combinação com outros antibióticos em todos os casos. A amicacina foi associada a uma taxa de sucesso clínico em 76,9% dos casos. A diferença entre esta taxa e a das combinações que não incluíam a amicacina não foi estatisticamente significativa ($p=0,276$).

Este resultado é consistente com os dados da literatura. De facto, numa meta-análise realizada por C. Lee et al, que envolveu 30 doentes com infeção do RCE divididos em dois grupos: doentes tratados com um aminoglicosídeo em monoterapia (20%) vs. doentes tratados com um aminoglicosídeo em combinação com outros antibióticos (80%), não houve diferença entre os dois grupos em termos de insucesso clínico (0% vs. 17%, $p = 0,6$) [104].

❖ **Tigeciclina :**

A tigeciclina é uma glicilciclina que é ativa contra quase todos os cocos gram-positivos, enterobactérias e certas bactérias anaeróbias. Mantém atividade in vitro contra um grande número de BGN multi-resistentes [105]. No entanto, as ERC estão a mostrar uma resistência crescente a esta glicilciclina. Num estudo prospetivo multicêntrico realizado nos Estados Unidos, Van Duin et al. mostraram que a taxa de resistência dos CEI à tigeciclina era de 18% [106]. Num outro estudo retrospetivo realizado em 5 hospitais sul-coreanos, esta taxa atingiu 14,5% [107].

Tem sido relatado na literatura que as infecções do trato urinário por KPRC tratadas com tigeciclina apresentam um risco de insucesso clínico e excesso de mortalidade. De facto, num estudo prospetivo multicêntrico realizado nos Estados Unidos entre dezembro de 2011 e outubro de 2013, que avaliou a eficácia dos antibióticos no tratamento de infecções do trato urinário por CRE, os doentes que receberam tigeciclina apresentaram um maior risco de insucesso clínico ($p = 0,0425$) [99].

Além disso, num estudo prospetivo brasileiro de 127 doentes (40,2% dos quais tinham uma infeção do trato urinário com CRE), a utilização de tigeciclina foi associada a 59% das mortes. No entanto, a diferença em relação a outros antibióticos não foi significativa ($p = 0,27$) [91].

No entanto, outros estudos atestam a eficácia da tigeciclina em dose elevada, mesmo em monoterapia, no tratamento de infecções do trato urinário por BRC; como o caso relatado por K. Brust, em 2014, de um doente com antecedentes de insuficiência renal crónica que apresentava uma infeção do trato urinário por KPRC, tratado com tigeciclina em dose elevada (100 mg*2/d) e que evoluiu bem, tanto do ponto de vista clínico como biológico, confirmando assim o sucesso desta opção terapêutica [108].

Esta última alternativa terapêutica parece ser frequentemente utilizada; de facto, um questionário enviado a especialistas em doenças infecciosas de todo o mundo revelou que a tigeciclina em dose elevada foi utilizada em quase metade dos casos destas infecções (54,5%) [103].

A meta-análise de C. Lee et al. não mostrou qualquer diferença significativa, em termos de insucesso terapêutico, entre os doentes com infecções por CRE tratados com monoterapia de tigeciclina e os tratados com uma combinação contendo este composto (29% vs. 37%; $p = 0,4$) [104].

Por conseguinte, a utilização deste antibiótico deve ser limitada a situações em que não existam alternativas terapêuticas.

Os resultados do nosso estudo são coerentes com alguns dados da literatura. De facto, 11 doentes tinham recebido tigeciclina (como monoterapia num caso e em combinação nos outros casos). Quatro dos dez doentes que receberam tigeciclina em combinação com outros antibióticos tiveram uma evolução favorável. Por outro lado, o doente que recebeu tigeciclina em monoterapia teve um resultado desfavorável. A prescrição deste antibiótico foi associada a um mau prognóstico ($p=0,032$).

❖ **Polimixinas :**

As polimixinas são antibióticos da família dos polipéptidos. São bactericidas e activos contra muitos bacilos Gram-negativos, sendo considerados dos agentes mais activos contra os CEM [109].

São essencialmente representados pela polimixina E (colistina) e pela polimixina B. A colistina é administrada por via parentérica sob a forma de um pró-fármaco inativo: o colistimetato de sódio (CMS). Apenas uma pequena fração do CMS é lentamente convertida na forma ativa da colistina, uma vez que a maioria (70%) deste pró-fármaco é eliminada pelos rins antes mesmo de ser convertida em colistina [110].

Por conseguinte, devido a esta transformação lenta da CMS, a utilidade de uma dose de carga parece necessária. De facto, as concentrações terapêuticas são geralmente atingidas após 48 h sem uma dose de carga e em 12 a 24 h com uma dose de carga [110]. A excreção de SMC depende da função renal. Um doente com função renal comprometida eliminará menos SMC e a fração da dose convertida em colistina será mais elevada. Por conseguinte, a dosagem de colistina é adaptada à função renal. Em contrapartida, a polimixina B administrada por via parentérica na sua forma ativa não necessita de ajustamento da dose em casos de insuficiência renal moderada[111]. Esta forma galénica não está disponível em muitos países, incluindo a França.

Além disso, são essenciais doses elevadas de colistina para maximizar o efeito terapêutico e reduzir a taxa de insucesso clínico. De facto, num estudo retrospetivo grego de 259 doentes infectados com CRE, a taxa de mortalidade foi de 21,7% para os doentes tratados com doses elevadas de colistina (9MUI/d) contra 27,8% e 38,6% para os doentes tratados com doses baixas de 3 e 6 MUI/d, respetivamente [112].

No mesmo estudo, o insucesso terapêutico foi registado em 90% dos doentes que receberam colistina em monoterapia, em comparação com 54,8% dos que receberam colistina em combinação com outros antibióticos *(p=0,002)* [112].

Um estudo que incluiu 18 doentes infectados com *K. pneumoniae* produtora de KPC mostrou uma taxa de sucesso de 66,7% com colistina isolada ou em combinação com um aminoglicosídeo ou tigeciclina [113], enquanto outro estudo encontrou uma mortalidade atribuível de 25% com estirpes MBL resistentes à colistina [114].

No nosso estudo, 10 doentes tinham recebido colistina em combinação com outro antibiótico. Destes, 7 doentes (70%) tiveram um resultado favorável. Esta taxa de sucesso clínico não foi significativamente diferente da observada nos doentes que tinham recebido outra terapêutica antibiótica *(p= 0,616)*.

❖ **Fosfomicina :**

A fosfomicina é um antibiótico de largo espetro. A sua atividade antibacteriana inclui cocos Gram-positivos e BGN, incluindo certas ESBL e *P aeruginosa*. Os uropatogénios resistentes aos carbapenemes permanecem sensíveis a este composto.

De facto, a fosfomicina IV tem sido utilizada com sucesso para tratar infecções por *K. pneumoniae* multi-resistentes [113].

Dois estudos, um prospetivo realizado na Índia ao longo de um período de 6 meses, de novembro de 2015 a abril de 2016 [115], e outro em Itália, realizado no departamento de microbiologia de Catania em 2014 [101], encontraram uma taxa de sensibilidade de 89,1% e 82%, respetivamente, para os CER à fosfomicina.

No entanto, este composto deve ser combinado com um ou mais antibióticos, devido ao risco acrescido de seleção de mutantes resistentes.

Um estudo prospetivo grego demonstrou a eficácia da fosfomicina intravenosa, prescrita em combinação com outros antibióticos, no tratamento de 11 casos de infecções por KPRC (incluindo 4 infecções do trato urinário) [116].

No nosso estudo, a fosfomicina foi utilizada em monoterapia e em associação em 2 e 3 casos, respetivamente. Esta antibioterapia foi associada a um resultado favorável num caso em 2 quando prescrita em monoterapia e em todos os casos quando prescrita em associação. Em suma, a utilização de fosfomicina foi eficaz em 80% dos casos. Esta associação com o sucesso clínico não foi estatisticamente significativa *(p = 0,477)*.

Carbapenemes :

As CIM dos carbapenemes para as estirpes produtoras de carbapenemases são bastante variáveis de uma molécula de carbapenemes para outra (quadro XXVII). Esta variabilidade nos níveis de resistência sugeriu a possível utilização de certos carbapenemes no tratamento destas infecções. No entanto, foram registados níveis mais elevados de resistência a estes antibióticos, adquiridos durante o tratamento [113].

Algumas estirpes de EPC permanecem sensíveis aos carbapenemes quando a CIM não excede 4 a 8 mg/l [117].

Quadro XXVII: Critérios de suscetibilidade/resistência aos carbapenemes de acordo com as recomendações americanas (CLSI) e europeias (EUCAST) [5].

	CLSI		EUCAST	
	S(≤)	R (≥)	S(≤)	R (≥)
Imipenem	4	8	2	8
Meropenem	4	8	2	8
Ertapneme	2	4	0,5	1
Doripenem	N/A	N/A	1	4

Não determinado

Doses elevadas de carbapenemes em infusão contínua parecem aumentar o efeito bactericida nos CEIs [118].

Numa meta-análise, Tzouvelekis et al. demonstraram que a taxa de mortalidade nas infecções por EPC era mais baixa (8,3%) quando se utilizavam combinações de antibióticos que incluíam pelo menos um carbapenem, em comparação com outras opções de tratamento [119].

Além disso, a combinação de dois carbapenemes (meropenem/doripenem e ertapenem) parece ser altamente eficaz contra as infecções por ERC. De facto, devido à sua afinidade pelas carbapenemases, o ertapenem inibe estas enzimas e permite que o segundo carbapenem actue: nesta combinação, o ertapenem actua como um "substrato suicida" [120].

Uma revisão da literatura realizada por de OlaMashini et al. abrangendo artigos publicados entre 1966 e março de 2018, avaliando a eficácia e a segurança da terapia dupla com carbapenem em doentes infectados com *Klebsiella pneumoniae* produtora de carbapenemases (através da administração de ertapenem seguida de uma infusão lenta de doripenem ou meropenem), concluiu que a taxa de sucesso clínico e microbiológico desta opção de tratamento atingiu 70% dos casos [121].

No nosso estudo, a combinação de imipenem, ertapenem e amicacina foi utilizada num único caso com um bom resultado clínico e biológico.

Cotrimoxazol

O cotrimoxazol é uma combinação de antibióticos bacteriostáticos: sulfametoxazol e trimetoprim, que são activos contra germes gram-negativos, incluindo enterobactérias e cocos gram-positivos.

A avaliação da eficácia do cotrimoxazol no tratamento de infecções por KPC é pouco descrita na literatura. Um estudo italiano de um único centro, realizado entre novembro de 2012 e junho de 2015, mostrou que 9 em cada 10 doentes com infeção por *Klebsiella pneumoniae* produtora de KPC tratados com monoterapia com cotrimoxazol tinham progredido bem [122].

No nosso estudo, apenas um doente tinha recebido cotrimoxazol combinado com amicacina, com um bom resultado.

Quinolonas

Num estudo australiano, a maioria das estirpes de enterobactérias produtoras de IMP-4 permaneceu suscetível às quinolonas e quatro doentes foram tratados com sucesso com estes antibióticos [113].

2. Monoterapia ou combinação de antibióticos

A utilização de uma combinação de antibióticos foi referida por 99,1% dos especialistas em doenças infecciosas questionados sobre as suas opções de tratamento para a gestão de infecções do RCE [103].

Uma revisão sistemática da literatura realizada por Lee at al., abrangendo artigos publicados entre 2001 e 2011 e estudando os aspectos terapêuticos das infecções com bactérias produtoras de KPC (10% das quais eram infecções do trato urinário), mostra que o insucesso clínico é muito mais elevado nos casos tratados com monoterapia do que nos tratados com uma combinação de antibióticos (49% vs 25%, *p=0,01*) [104].

Numa revisão de 20 estudos, Tzouvelekis et al mostraram que a taxa de mortalidade para infecções do trato urinário por CRE era muito mais baixa quando era prescrita uma combinação de antibióticos do que quando era utilizado um único agente (27,4% vs 38,7% com *p<0,001*) [119].

No entanto, um estudo prospetivo brasileiro que descreveu os aspectos clínicos, microbiológicos, terapêuticos e evolutivos das infecções do trato urinário por CRE (das quais 40,2% eram infecções do trato urinário), mostrou que a taxa de mortalidade nas infecções do trato urinário por CRE foi semelhante à encontrada no grupo tratado com uma combinação de antibióticos [21% (6/28) vs 26% (6/23); *p* = 0,47] [91].

Os nossos resultados são coerentes com os deste último estudo. De facto, 19 pacientes tinham recebido uma combinação de antibióticos (86,4%). O resultado clínico-biológico foi favorável em 13 destes casos (68,4%). As combinações mais frequentemente prescritas foram: colistina-tigeciclina e tigeciclina-amicacina em 5 casos cada, com um resultado favorável em 2 casos cada (40%). Dois terços dos nossos doentes (66,7%) que receberam um único antibiótico tiveram um bom resultado. A análise destes dados mostra que a prescrição de um único antibiótico ou de uma combinação de antibióticos não está estatisticamente associada a um desfecho desfavorável (*p=0,705*).

Na sequência de uma meta-análise, Falagas et al. demonstraram que a taxa de mortalidade das infecções por *Klebsiella spp* produtoras de carbapenemases (que eram principalmente infecções do trato urinário) tratadas com uma combinação de tigeciclina e colistina variava entre 0 e 30% [123].

Num estudo multicêntrico realizado em Taiwan, Chang et al verificaram que as combinações de colistina-tigeciclina e tigeciclina-amicacina estavam associadas a uma elevada taxa de mortalidade (40% e 50%, respetivamente) [124].

Para além desta taxa de mortalidade bastante elevada, a combinação destes antibióticos aumenta o risco de colonização/infeção por *clostridium difficile* e de efeitos adversos, nomeadamente nefrotoxicidade.

3. Novas alternativas terapêuticas

As perspectivas de novas moléculas para o tratamento de infecções por Enterobacteriaceae produtoras de carbapenemases são bastante limitadas.

Os novos antibióticos têm demonstrado uma boa eficácia no tratamento das infecções do CEI:

❖ **Ceftazidima/avibactam**

Isto implica a combinação de um novo inibidor da beta-lactamase (avibactam) com uma cefalosporina de terceira geração (ceftazidima). O avibactam inibe as beta-lactamases de Ambler de classe A e de classe C e algumas enzimas de classe D [125]. Esta combinação foi validada pela Food and Drug Administration em fevereiro de 2015 [126]. Os dados iniciais sobre a eficácia clínica da ceftazidima-avibactam no tratamento de infecções do trato urinário com CEI provêm principalmente do estudo prospetivo de Vazquez et al, que comparou o tratamento com ceftazidima/avibactam versus imipenem/cilastina em 135 doentes com infecções do trato urinário e não encontrou qualquer diferença de eficácia entre estes dois grupos [127].

Esta combinação de antibióticos encontra-se atualmente na fase 3 de um ensaio terapêutico para as infecções do trato urinário e intra-abdominais do RCE.

❖ **Meropenem-vaborbactam**

O varborbactam é o primeiro inibidor da ß-lactamase a restaurar a atividade do meropenem contra as EPC [128].

❖ **Eravaciclina**

É uma fluorociclina sintética ativa contra : *Escherichia coli, Klebsiella pneumoniae, Citrobacter freundii, Enterobacter cloacae, Klebsiella oxytoca, Enterococcus faecalis, Enterococcus faecium, Staphylococcus aureus, Streptococcus anginosus group, Clostridium perfringens,* espécies de *Bacteroides e Parabacteroides distasonis* [124]. É indicado para infecções intra-abdominais complicadas. Estudos in vitro demonstram que a teravaciclina é 2 a 4 vezes mais ativa do que a tigeciclina nas ERC [129].

Os seus principais efeitos adversos são digestivos, como náuseas e vómitos [124].

❖ **Plazomicina**

Trata-se de uma nova geração de aminoglicosídeos, os neoglicosídeos, derivados da sisomicina. A sua estrutura é semelhante à dos antigos aminoglicosídeos (gentamicina, amicacina, tobramicina), mas é modificada pelas enzimas ERC [130].Aprovado em junho de 2018 pela FDA para o tratamento de infeções bacterianas graves causadas por *Escherichia coli* resistente aos carbapenemes, *Klebsiella pneumoniae, Proteus mirabilis, Enterobacter cloacae,* particularmente em infeções complicadas do trato urinário (pielonefrite), em doentes adultos para os quais outras opções são reduzidas ou impossíveis.

A eficácia da plazomicina nos CEI demonstrou ser superior à dos aminoglicosídeos mais antigos [131].

Os seus principais efeitos adversos são neurológicos e renais [124].

V. Impacto da IU no CEI

1. Duração do internamento hospitalar

A duração média da hospitalização após o início da infeção foi de 25,5 dias (4 a 100 dias) no nosso estudo. Esta duração é muito superior à encontrada noutros estudos. De facto, num estudo retrospetivo multicêntrico realizado em 4 países (Estados Unidos, Reino Unido, Grécia e Itália) entre setembro de 2013 e março de 2014, a duração média de hospitalização para infecções do trato urinário com CEI foi de 8,2 +/- 12,7 dias [92]. Este valor foi de 18 dias (8- 28,5 dias) num estudo prospetivo brasileiro de 127 doentes com infeção por CRF (40,2% dos quais eram infecções do trato urinário) [91].

Pode deduzir-se que as infecções do trato urinário associadas às CRT estão associadas a longos períodos de hospitalização devido à frequência das complicações que podem surgir durante a sua evolução.

2. Morbilidade/mortalidade

Numa meta-análise realizada por Xu et al. de artigos publicados até dezembro de 2015 que estimam a mortalidade em doentes com infecções por *Klebsiella pneumoniae* resistente aos carbapenemes, a taxa de mortalidade para as infecções do trato urinário por KPRC foi de 13,5%, em comparação com 54,3% para a bacteriemia por KPRC. Nesta meta-análise, a taxa de mortalidade global para as infecções por KPRC foi de 33,2 %, 46,7 %, 50,1 % e 44,8 %, respetivamente, na América do Norte, América do Sul, Europa e Ásia [132].

Alexander et al descobriram, num estudo multicêntrico, que a taxa de mortalidade a 28 dias para as infecções do trato urinário por CRE era de 17,3% [92].

A morte foi registada em 27,3% das infecções do trato urinário por CRE, em comparação com 61,4% das pneumonias por CRE num estudo prospetivo brasileiro (2011-2012) [91].

Estes resultados são semelhantes aos encontrados na nossa série, onde a taxa de mortalidade foi de 30,4% (13,0% relacionada com a infeção).

Os factores preditivos de mau prognóstico identificados na literatura incluem :

- <u>idade avançada</u> :

Num estudo prospetivo brasileiro de 127 doentes com infeção do CRE (40,2% dos quais eram infecções do trato urinário), a idade avançada ($\geq$ 60 anos) foi associada a 56,8% das mortes *(p = 0,06)* [91]. No nosso estudo, a idade avançada não foi um fator de mau prognóstico *(p = 0,253)*.

- <u>A presença de co-morbilidades</u> :

Na nossa série, a presença de uma comorbilidade (diabetes, insuficiência renal ou outra) não foi associada a um mau prognóstico ($p > 0,05$). Este resultado não é consistente com a literatura. Num estudo multicêntrico, Alexander et al mostraram que a insuficiência renal crónica e a hemodiálise estavam associadas a uma taxa de mortalidade de 33,3% e 41,2%, respetivamente, ao 28° dia de 256 casos de infeção do CEI (75 dos quais eram urinários) [92].

Carrilho et al. verificaram, num estudo prospetivo, que a hemodiálise, por si só, constituía um fator de risco de mortalidade durante as infecções (40,2% das quais urinárias) da IRC *(p=0,04)* [91].

Num estudo multicêntrico de Taiwan, a diabetes também foi considerada um fator de mau prognóstico nas infecções do RCE ($p = 0,04$) (10,6% das quais eram urinárias) [124].

- Admissão na unidade de cuidados intensivos :

Numa meta-análise realizada por Xu et al., a admissão numa unidade de cuidados intensivos para infecções por KPRC foi associada a uma elevada taxa de mortalidade (48,9%) [132]. No nosso estudo, a admissão na unidade de cuidados intensivos foi associada a um resultado desfavorável em 50% dos casos ($p = 0,069$).

- Sépsis grave ou choque sético:

No estudo de Alexander et al, a mortalidade no 28.° dia após sépsis grave e choque sético secundário em 256 casos de infecções do RCE (incluindo 75 infecções do trato urinário) foi de 44% e 46,7%, respetivamente [92].

O estudo de Carrilho et al concluiu que o choque sético foi um fator preditivo de mortalidade *(p = 0,0002)* [91].

O mesmo se aplica ao estudo multicêntrico de Taiwan de Chang et al, que, após uma análise multivariada, mostrou uma associação entre o choque sético e a mortalidade aos 30 dias nas infecções do ERC *(p=0,04)* [124].

Na nossa série, a presença de sépsis grave ou choque sético foi associada a um mau prognóstico *(p = 0,026)*.

- Antibioticoterapia empírica inadequada :

Num estudo multicêntrico americano (2009-2013), a antibioterapia empírica inadequada prescrita para infecções do RCE e do CES foi associada a uma taxa de mortalidade de 52,8% e 11,1%, respetivamente [96].

Na nossa série, a antibioterapia empírica inadequada foi registada em 8 casos. Destes, 3 casos (37,5%) tiveram um desfecho desfavorável. A análise estatística não revelou qualquer relação entre a antibioterapia empírica e o prognóstico *(p=0,510)*.

- Tempo entre o início dos sinais clínicos e a terapêutica antibiótica eficaz > 2 dias:

Num estudo de Chang et al., a antibioterapia ativa iniciada nas primeiras 48 horas de infeção do CEI foi associada a uma taxa de sobrevivência aos 30 dias de 91,3% [124]. Na nossa série, esta taxa foi de 75%. A análise estatística não mostrou associação entre este atraso e a taxa de mortalidade ($p= 0,963$).

3. Custo

As ITUs com CEP têm consequências económicas, tanto em termos das complicações que podem causar clinicamente como das medidas tomadas para limitar a sua propagação.

De facto, num estudo americano retrospetivo multicêntrico (2009-2013), o custo global médio da gestão de infecções do trato urinário causadas por CRE em comparação com as causadas por CES foi de 33 400 dólares e 19 036 dólares, respetivamente ($p < 0,001$) [96].

Estes resultados não são consistentes com os encontrados no nosso estudo. De facto, o custo médio global da gestão das ITU no ERC foi de 3875,5 DT (1356,4 dólares).

- I. Prevenção

A incidência crescente de infecções por CEI, que faz temer impasses terapêuticos, leva-nos a aplicar rigorosamente medidas de prevenção e controlo para limitar o seu aparecimento e evitar surtos epidémicos.

O controlo da propagação dos CEI baseia-se numa estratégia dupla de :
- reduzir a prescrição de antibióticos, a fim de limitar a pressão de seleção e
- prevenção da propagação a partir de doentes portadores.

De facto, as medidas preventivas, de acordo com as orientações internacionais [133] [134] [135], baseiam-se essencialmente em 4 aspectos:
- Utilização racional de antibióticos
- Notificação de casos infectados ou colonizados
- Identificação de portadores de CEI (despistagem)
- Medidas de higiene, nomeadamente a higiene das mãos.

1. Utilização racional de antibióticos

A utilização incorrecta de antibióticos favorece o aparecimento de microrganismos multi-resistentes como a ERC. A utilização correta de antibióticos pode reduzir a incidência de infecções causadas por estas bactérias.

Baseia-se em : Adesão aos princípios da prescrição de antibióticos:

* ter em conta o tipo de infeção, o agente causal presumido, o terreno e a farmacocinética e farmacodinâmica do composto utilizado.

* utilizar doses adaptadas a cada situação e ajustadas em função do estado do doente (sépsis, insuficiência renal, etc.)

* evitar o prolongamento desnecessário da terapêutica antibiótica

*Adaptar a terapia antibiótica aos dados do antibiograma

* avaliar a terapia antibiótica após 48 a 72 horas.

2. Notificação de casos infectados ou colonizados

Qualquer caso de infeção do trato urinário ou de colonização com CEI deve ser notificado, a fim de - tomar as medidas preventivas necessárias

-Ser capaz de avaliar a situação epidemiológica no serviço, no estabelecimento e a nível nacional.

A indicação deve ser mencionada em cada volume do processo clínico e no sistema informático de admissão, se disponível.

No nosso estudo, a notificação de casos de CRE não foi automatizada. De facto, a menção da presença de uma infeção por CRE limitou-se aos registos médicos e aos formulários de vigilância.

3. Identificação de portadores de CEI (despistagem)

Recomenda-se vivamente o rastreio de doentes que sejam portadores de tais microrganismos (como a colonização urinária por ERC):

J Na admissão :

-doentes hospitalizados durante 24 horas ou mais num país endémico no último ano, ou num estabelecimento de saúde que tenha tido um surto de PCR nos últimos 3 meses

-doentes que tenham tido contacto próximo com doentes portadores

-doentes que se sabe serem portadores

J Durante a hospitalização :

-doentes que tenham tido contacto com um portador.

-doentes hospitalizados numa unidade de cuidados onde tenham sido notificados casos de CEI ou onde exista um risco epidemiológico significativo.

Os portadores saudáveis podem ser detectados através da análise de esfregaços rectais ou fezes em doentes de risco. O meio Chromagar KPC (Chromagar, França) permite uma boa deteção de estirpes que expressam KPC. O meio ChromID ESBLs contém uma cefalosporina selectiva. Permite a deteção de qualquer estirpe com um determinado grau de resistência à cefalosporina. Na medida em que a maioria das estirpes com uma carbapenemase são também resistentes às cefalosporinas, este meio é atualmente o mais adequado para a deteção de portadores de estirpes que produzem uma carbapenemase. Apenas as estirpes *de K. pneumoniae* que expressam apenas OXA-48 sem ESBL associada não seriam isoladas neste meio seletivo. O tempo necessário para obter resultados utilizando estas técnicas de despistagem é de 48 horas. Alguns estudos indicaram o valor das técnicas de PCR para a despistagem direta de fezes para detetar portadores de estirpes de KPC [136] [137].

4. Outras medidas para limitar a transmissão

J Isolamento do doente :

O isolamento deve ser praticado para todos os doentes infectados ou colonizados e para os doentes que tenham tido contacto próximo com um caso portador quando não foram aplicadas precauções de transmissão por contacto. O isolamento deve ser técnico e geográfico:

- Isolamento geográfico: isolamento num único quarto
- Isolamento técnico: utilização de batas e luvas ...

***J* Hygiene :**

As boas práticas de higiene hospitalar são uma pedra angular do controlo do ERC

***Higiene das** <u>mãos</u>

É a medida preventiva mais simples e mais eficaz para evitar a transmissão dos CEI (nomeadamente dos CPE). Deve ser efectuada através da lavagem das mãos com água e sabão (em caso de contacto com um produto biológico) e, sobretudo, através da fricção hidroalcoólica.

*   <u>Ao entrar na sala, usam-se batas de mangas compridas e luvas de uso único.</u>

*   <u>Transporte de amostras de urina e roupa de cama em embalagens</u> seladas

*   <u>Desinfeção do quarto após a alta.</u>

As infecções do trato urinário (ITU) colocam cada vez mais problemas de gestão terapêutica devido ao aparecimento de enterobactérias resistentes aos carbapenemes, em particular as que produzem carbapenemases.

O objetivo do nosso trabalho foi determinar as caraterísticas epidemiológicas, clínicas, biológicas, terapêuticas e evolutivas das infecções do trato urinário por enterobactérias resistentes aos carbapenemes na nossa região e identificar os factores ligados à seleção destas estirpes resistentes.

Para atingir esses objetivos, realizamos um estudo retrospetivo de 23 pacientes hospitalizados nas enfermarias do Hospital Universitário Taher Sfar de Mahdia, durante o período de 1 de janeiro de 2014 a 30 de abril de 2018, nos quais o diagnóstico de infeção do trato urinário ERC foi mantido.

Neste estudo, incluímos todos os doentes com um quadro clínico sugestivo de infeção do trato urinário e um exame citobacteriológico da urina que isolasse bactérias resistentes aos carbapenemes.

Excluímos todos os doentes com colonização do trato urinário resistente aos carbapenemes.

Todos os pacientes incluídos foram investigados através de uma ficha de coleta de dados pré-estabelecida, incluindo caraterísticas epidemiológicas, clínicas, paraclínicas, terapêuticas e evolutivas.

Epidemiologicamente, a idade média dos doentes foi de 57,35 +/17,01 anos, com extremos que variaram entre os 18 e os 80 anos. Registou-se uma ligeira predominância do sexo feminino (56,5%). Quase metade dos casos (43,5%) tinha idades compreendidas entre os 56 e os 65 anos. Um terço dos doentes tinha mais de 65 anos.

Treze doentes (52,2%) tinham diabetes, 92,3% dos quais do tipo 2.

Os factores de risco para complicações de ITU estavam presentes em 10 (43,5%) doentes: litíase em 6 casos (26,1%), adenoma da próstata com resíduo pós-micção em 2 casos, e doença renal terminal e uropatia malformativa num caso cada.

Foram observados factores de risco para o transporte de uma CRF em 22 doentes (95,7%). Estes factores foram dominados pela antibioterapia e pela hospitalização nos últimos seis meses em 87% e 78,3%, respetivamente. Outros factores foram uma história de procedimentos invasivos (65,2%), uma infeção do trato urinário (56,5%) ou uma cirurgia (26,1%) nos últimos 6 meses, e viagens em 2 casos.

❖ Clinicamente, a febre estava presente em 78,3% dos doentes. A dor lombar espontânea e/ou provocada estava presente em 6 doentes (26,1%). Nove doentes (39,1%) apresentavam pelo menos um sinal urinário. O ardor foi o sinal urinário mais frequente (39,1%), seguido de polaquiúria (21,7%) e disúria (17,4%). O exame rectal foi realizado apenas em metade dos homens. Foi indolor em todos os casos, permitindo excluir o diagnóstico de prostatite.

Os sinais de gravidade estavam presentes em 69,6% dos casos. Estes eram macacos com sépsis e choque sético em 34,8% dos casos, respetivamente.

❖ Biologicamente, os sinais de gravidade estavam presentes em 9 casos (39,13%). Estes foram a hipoxémia (4,3%), a hiperbilirrubinémia (8,7%), a insuficiência renal aguda (21,7%), as perturbações da hemostase (30%), a acidose metabólica (30,4%) e a lacatémia ≥2 mmol/l (39,1%).

Bacteriologicamente, os uropatogénios isolados foram *Klebsiella pneumoniae* em 69,6% dos casos, *Enterobacter cloacae* em 26,1% e *Enterobacter aerogenes* num único caso. Estes germes eram de origem comunitária em 10 casos (43,5%) e associados aos cuidados de saúde em 13 casos (56,5%).

Estes CEI foram principalmente isolados de doentes hospitalizados em cuidados intensivos.

Todos eles eram sensíveis à colistina. A sua resistência à amicacina e à fosfomicina foi de 13%. Registou-se uma menor sensibilidade à tigeciclina (56,5%), ao cotrimoxazol (17,4%) e à gentamicina (13,0%). Todas as estirpes isoladas eram resistentes aos nitrofuranos.

A análise dos nossos dados mostrou que o único fator associado ao isolamento do CEI foi a cateterização vesical.

Radiologicamente, a ecografia renal foi realizada em 18 doentes (78,3%), revelando uma anomalia em 6 doentes. Estas eram principalmente dilatações locais de ureteropia em 5 casos (21,7%) e litíase em 3 casos (13%). A uroscopia foi efectuada em 3 casos e revelou dilatação da ureteropielocele em todos e litíase renal em 2 casos (8,7%). A ecografia da próstata foi realizada em 40% dos homens. Revelou hipertrofia prostática num caso.

No final da investigação clínica, biológica e radiológica, o diagnóstico foi de cistite num caso, pielonefrite em 52,2% dos casos e infeção do trato urinário masculino em 43,5% dos casos. A ITU foi grave em 69,6% dos casos. A sépsis ocorreu em 34,5% dos casos, um dos quais foi complicado por uma localização pulmonar secundária.

❖ Em termos terapêuticos, a terapia antibiótica empírica foi iniciada em 95,6% dos casos. De facto, um doente faleceu antes do início da terapêutica antibiótica. O tempo médio entre o início dos sinais clínicos e o início da terapêutica antibiótica ativa foi de 5,6 +/- 3,2 dias, com extremos que variaram entre 2 e 12 dias. Os medicamentos de primeira linha prescritos foram dominados pela lamicacina, tigeciclina e colimicina em (68,2%), (50%) e (45,5%) dos casos, respetivamente. O ajustamento da terapêutica antibiótica foi necessário em

95,6% dos casos. A escalada terapêutica foi utilizada em todos os casos. A monoterapia foi prescrita em 13,6% dos casos. As combinações mais frequentemente utilizadas foram colimicina + tigeciclina e tigeciclina + amicacina em 5 casos (22,7%), respetivamente. Num caso, foi utilizada uma combinação de cotrimoxazol e lamicacina. Num caso, foi iniciada uma terapêutica antibiótica tripla que combinava ertapenem-imipenem e amicacina. A duração média da combinação foi de 5,2 +/- 2,2 dias, com extremos que variaram entre 3 e 10 dias.

A duração média do tratamento no hospital foi de 25,5 dias, com extremos que variaram de 4 a 100 dias. Não houve associação entre a espécie bacteriana e a duração do tratamento antibiótico *(p=0,503)*.

❖ Em termos de evolução, 15 doentes tiveram uma evolução favorável (65,2%).

O tempo médio para o desaparecimento dos sinais funcionais foi de 3 +/- 0,63 dias, com extremos que variaram de 2 a 4 dias. A apirexia duradoura foi atingida em 2,8 dias, com extremos variando de 2 a 4 dias.

Ocorreu morte em sete casos (30,4%), dos quais três (13%) devido a choque sético refratário. O tempo médio desde o início da apresentação clínica da ITU por Enterobacteriaceae resistente aos carbapenemos até à morte foi de 41,1 +/- 36,5 dias, com extremos que variaram entre 4 e 100 dias.

Não foi encontrada associação entre a prescrição de monoterapia e um resultado desfavorável *(p=0,7)*. A prescrição de tigeciclina foi significativamente associada a um resultado desfavorável *(p=0,032)*.

❖ No plano económico :

O custo global do tratamento destas ITUs com ERC foi, em média, de 3334,4 DT +/- 2844,9, com extremos que variam entre 234,0 e 11149,2 DT.

Globalmente, a análise destes dados não revela qualquer diferença em termos de impacto clínico, biológico, evolutivo ou financeiro entre as infecções por *K pneumoniae* e *Enterobacter*.

No entanto, o nosso pequeno número de doentes não nos permite tirar conclusões definitivas sobre as particularidades epidemiológicas, clínicas, paraclínicas e evolutivas das infecções do trato urinário por enterobactérias resistentes aos carbapenemes.

Para concluir,

O rápido aparecimento de estirpes comunitárias de ERC tornou-se um importante problema de saúde pública.

O controlo da propagação destas estirpes depende de :

* 'd por um lado, a identificação de portadores através da investigação sistemática dos factores de risco para o transporte de estirpes produtoras de

carbapenemases
*	cumprimento das medidas de higiene, em especial a higiene das mãos, e
*	a utilização correta dos antibióticos, nomeadamente dos carbapenemes.
A racionalização do uso de antibióticos e a vigilância epidemiológica são pedras angulares na luta contra o aumento ameaçador da resistência aos carbapenemes nas enterobactérias.

7 Bibliografia

1. **SPILF.**Recommendations for the management of bacterial urinary tract infections in adults. http://www.infectiologie.com/UserFiles/File/spilf/recos/infections-urinaires-spilf-argumentaire.pdf; acedido em 20 de agosto de 2018.

2. **Wolff M, Joly-Guillou ML, Pajot** O. Carbapenemes. Réanimation. 2009 ; 18: S199-208.

3. **Dortet L, Poirel L, Nordmann P.** Epidemiologia, deteção e identificação de Enterobacteriaceae produtoras de carbapenemases. Feuill Biol. 2013; 4(312): 1-12.

4. **Gutmann L e Williamson R.** Med Sci. 1987; 3(2): 75-81.

5. **Boutet-Dubois A, Pantel A, Sotto A, Lavigne JP.** Enterobacteriaceae produtoras de carbapenemases. Synthesis. https://docplayer.fr/8564683- Alin-as-les-enterobacteries-productrices-de-carbapenemases- synthese.html, acedido em 25 de agosto de 2018.

6. **Bush K, JacobyGA.** Classificação funcional actualizada das BetaLactamases. Antimicrob Agents Chemother. 2010; 54 (3): 969-76.

7. **Ambler RP.** The Structure of beta-Lactamases. Philos Trans R Soc B-Biol Sci. 1980 ; 289 (1036): 321-31.

8. **Queenan AM, Bush K.** Carbapenemases: The Versatile β-Lactamases. Clin Microbiol Rev. 2007; 20 (3): 440-58.

9. **Yigit H, Queenan AM, Anderson GJ, Domenech-Sanchez A, BiddleJ-W, Steward C-D, Alberti S, Bush K, Tenover F-C.** Nova -Lactamase Hidrolisadora de Carbapenem, KPC-1, de uma estirpe de *Klebsiella Pneumoniae* resistente ao Carbapenem. Antimicrob Agents Chemother. 2001 ; 45 (4): 1151-61.

10. **Yong D, Mark AT, Christian CG, Cho HS, Sundman K, Lee K, Walsh TR.** Characterization of a New Metallo-β-Lactamase Gene, blaNDM-1, and a Novel Erythromycin Esterase Gene Carried on a Unique Genetic Structure in *Klebsiella pneumoniae* Sequence Type 14 from India [Caracterização de um novo gene de metalo-β-lactamase, blaNDM-1, e de um novo gene de eritromicina-esterase transportado numa estrutura genética única em *Klebsiella pneumoniae* Sequence Type 14 da Índia]. Antimicrob Agents Chemother. 2009; 53 (12): 5046-54.

11. **Perry JD, Naqvi SH, Mirza IA, Alizai SA, Hussain A, Ghirardi S et al.** Prevalência de transporte fecal de *Enterobacteriaceae* com NDM-1 Carbapenemase em hospitais militares no Paquistão e avaliação de dois meios cromogénicos. J Antimicrob Chemother. 2011 ; 66 (10): 2288-94.

12. **Walsh TR, Weeks J, Livermore DM, Toleman MA.** Disseminação de

bactérias NDM-1 positivas no ambiente de Nova Deli e suas implicações para a saúde humana: um estudo de prevalência de pontos ambientais - Dimensões. Lancet Infect Dis. 2011; 11(5):355-62.

13. **Poirel L, Héritier C, Tolün V, Nordmann P.** Emergência de resistência mediada pela oxacilinase ao imipenem em *Klebsiella pneumoniae*. Antimicrob Agents Chemother. 2004 ; 48 (1): 15-22.

14. **Carrer A, Poirel L, Yilmaz M, Akan OA, Feriha C, Cuzon G, Matar G, Honderlick P, Nordmann P.** Spread of OXA-48-Encoding Plasmid in Turkey and Beyond. Antimicrob Agents Chemother. 2010 ; 54 (3): 136973.

15. **Neuwirth C, Siébor E, Duez JM, Péchinot A, Kazmierczak A.** Imipenem Resistance in Clinical Isolates of *Proteus Mirabilis* Associated with Alterations in Penicillin-Binding Proteins. J Antimicrob Chemother. 1995 ; 36 (2): 335-42.

16. **Yigit H, Anderson GJ, Biddle JW, Steward CD, Rasheed JK, Valera LL, McGowan JE Jr, Tenover FC.** Carbapenem resistance in a clinical isolate of *Enterobacter aerogenes* is associated with decreased expression of OmpF and OmpC porin analogs. Antimicrob Agents Chemother. 2002; 46(12):3817-22.

17. **Mainardi JL, Mugnier P, Coutrot A, Buu-Hoï A, Collatz E, Gutmann L.** Carbapenem Resistance in a Clinical Isolate of *Citrobacter Freundii*. Antimicrob Agents Chemother. 1997; 41 (11): 2352-54.

18. **Jacoby GA, Mills DM, Chow N.** Role of -Lactamases and Porins in Resistance to Ertapenem and Other -Lactams in *Klebsiella Pneumoniae*. Antimicrob Agents Chemother. 2004; 48 (8): 3203-6.

19. **Poirel L, Héritier C, Spicq C, Nordmann P.** Aquisição in vivo de resistência de alto nível ao Imipenem em *Escherichia coli*. J Clinic Microbiol. 2004 ; 42 (8): 3831-33.

20. **Armand-Lefèvre L, Leflon-Guibout V, Bredin J, Barguellil F, Amor A, Pagès JM, Nicolas-Chanoine MH.** Imipenem Resistance in *Salmonella* enterica Serovar Wien Related to Porin Loss and CMY-4 β- Lactamase Production [Resistência ao Imipenem em *Salmonella* enterica Serovar Wien Relacionada com a Perda de Porina e Produção de β-Lactamase CMY-4]. Antimicrob Agents Chemother. 2003; 47 (3): 1165-68.

21. **Gülmez D, Woodford N, Palepou MF, Mushtaq S, Metan G, Yakupogullari Y et al.** *Escherichia Coli* resistente aos carbapenemes e *Klebsiella Pneumoniae* isoladas da Turquia com carbapenemases do tipo OXA-48 e perda de proteínas da membrana externa. Int J Antimicrob Agents. 2008 ; 31 (6): 523-26.

22. **Cagnacci S1, Gualco L, Roveta S, Mannelli S, Borgianni L, Docquier JD et al.** Infecções da corrente sanguínea causadas por *Klebsiella Pneumoniae* multirresistente que produz a metalo- -lactamase VIM-1 hidrolisante de

carbapenem: primeiro surto italiano. J Antimicrob Chemother. 2007 ; 61 (2): 296-300.

23. **Landman, D, Bratu S, Quale J.** Contribuição de OmpK36 para a suscetibilidade a carbapenem em *Klebsiella Pneumoniae* produtora de KPC. J Med Microbiol. 2009; 58 (10): 1303-8.

24. **Poirel L, Pitout JD, Nordmann P.** Carbapenemases: Molecular Diversity and Clinical Consequences (Carbapenemases: Diversidade molecular e consequências clínicas). Future Microbiol. 2007; 2 (5): 501-12.

25. **Livorsi DJ, Chorazy ML, Schweizer ML, Balkenende EC, Blevins AE, Nair R et al.** A Systematic Review of the Epidemiology of Carbapenem-Resistant *Enterobacteriaceae* in the United States. Antimicrob Resist Infect Control. 2018 ; 7 :55.

26. **Guh AY, Bulens SN, Mu Y, Jacob JT, Reno J, Scott J et al.** Epidemiologia das *Enterobacteriaceae* resistentes aos carbapenemes em 7 comunidades dos EUA, 2012-2013. JAMA. 2015 ; 314 (14): 1479-87.

27. **Bratu S, Mooty M, Nichani S, Landman D, Gullans C, Pettinato B et al.** Emergência de *Klebsiella Pneumoniae* portadora de KPC em Brooklyn, Nova Iorque: Epidemiologia e recomendações para a deteção. Antimicrob Agents Chemother. 2005; 49 (7): 3018-20.

28. **Robledo IE, Vázquez GJ, Moland ES, Aquino EE, Goering RV, Thomson KS et al.** Disseminação e epidemiologia molecular da Klebsiella Pneumoniae produtora de KPC recolhida nos hospitais do Centro Médico de Porto Rico durante um período de 1 ano. Epidemiology Research International. South Med J. 2011; 104 :40-5.

29. **Córdova E, Lespada MI, Gómez N, Pasterán F, Oviedo V, Rodríguez-Ismael C.** Estudo clínico e epidemiológico de um surto de infeção por *Klebsiella pneumoniae* produtora de KPC em Buenos Aires, Argentina. Enferm Infeccmicrobiol Clín. 2012; 30 (7): 376-79.

30. **Abboud CS, Bergamasco MD, Doi AM, Zandonadi EC, Barbosa V, Cortez D et al.** Primeiro Relatório de Investigação de um Surto Devido a *Klebsiella Pneumoniae* Produtora de Carbapenemase em um Hospital Terciário Brasileiro, com Extensão a um Paciente na Comunidade. J Infect Prev. 2011 ; 12 (4): 150-53.

31. **Albiger B, Glasner C, Struelens MJ, Grundmann H, Monnet DL, grupo de trabalho European Survey of Carbapenemase-Producing Enterobacteriaceae (EuSCAPE).** Carbapenemase-producing *Enterobacteriaceae* in Europe: assessment by national experts from 38 countries, May 2015.Euro Surveill. 2015; 20 (45): pii=30062.

32. **Tsakris A, Kristo I, Poulou A, Markou F, Ikonomidis A, Pournaras S.**

First Occurrence of KPC-2-Possessing *Klebsiella Pneumoniae* in a Greek Hospital and Recommendation for Detection with Boronic Acid Disc Tests. J Antimicrob Chemother. 2008 ; 62 (6): 1257-60.

33. **Spyropoulou A, Papadimitriou-Olivgeris M, Bartzavali C, Vamvakopoulou S, Marangos M, Spiliopoulou I et al.** A Ten-Year Surveillance Study of Carbapenemase-Producing *Klebsiella Pneumoniae* in a Tertiary Care Greek University Hospital: Predominance of KPC- over VIM- or NDM-Producing Isolates. J Med Microbiol. 2016; 65 (3): 24046.

34. **Giani T, D'Andrea MM, Pecile P, Borgianni L, Nicoletti P, Tonelli F, Bartoloni A, Rossolini GM.** Emergência em Itália de *Klebsiella Pneumoniae* Sequência Tipo 258 que produz KPC-3 Carbapenemase. J Clin Microbiol. 2009 ; 47 (11): 3793-94.

35. **Gaibani P, Ambretti S, Berlingeri A, Gelsomino F, Bielli A, Landini MP, Sambri V.** Aumento rápido de estirpes de *Klebsiella pneumoniae* produtoras de carbapenemases num grande hospital italiano. Euro Surveil. 2011 ; 16 (8). Pii : 19800.

36. **Leavitt A, Navon-Venezia S, Chmelnitsky I, Schwaber MJ, Carmeli Y.** Emergência de KPC-2 e KPC-3 em estirpes de *Klebsiella pneumoniae* resistentes aos carbapenemes num hospital israelita. Antimicrob Agents Chemother.2007; 51 (8): 3026-29.

37. **Schwaber MJ, Carmeli Y.** An Ongoing National Intervention to Contain the Spread of Carbapenem-Resistant *Enterobacteriaceae* [Uma Intervenção Nacional em Curso para Conter a Propagação de *Enterobactérias* Resistentes a Carbapenem]. Clin Infect Dis. 2014; 58 (5): 697-703.

38. **Zhang Y, Wang Q, Yin Y, Chen H, Jin L, Gu B et al.** Epidemiologia das Infecções por *enterobactérias* resistentes aos carbapenemes: Relatório da Rede CRE da China. Antimicrob Agents Chemother. 2008 ; 62 (2) pii: e01882-17.

39. **Qi Y, Wei Z, Ji S, Du X, Shen P, Yu Y.** ST11, o clone dominante de *Klebsiella Pneumoniae* produtora de KPC na China. J Antimicrob Chemother. 2011 ; 66 (2): 307-12.

40. **Kumarasamy KK1, Toleman MA, Walsh TR, Bagaria J, Butt F, Balakrishnan R et al.** Emergência de um novo mecanismo de resistência aos antibióticos na Índia, no Paquistão e no Reino Unido: um estudo molecular, biológico e epidemiológico. Lancet Infect Dis.2010 ; 10 (9): 597-602.

41. **Seema K, Ranjan Sen M, Upadhyay S, Bhattacharjee A.** Disseminação da New Delhi Metallo-β-Lactamase-1 (NDM-I) entre *Enterobacteriaceae* num Hospital Terciário de Referência no Norte da Índia. J Antimicrob Chemother. 2011; 66 (7): 1646-47.

42. **Zhou G, Guo S, Luo Y, Ye L, Song Y, Sun G, Guo L, Chen Y, Han L,**

Yang J. Estirpes produtoras de NDM-1, Família *Enterobacteriaceae,* no Hospital, Pequim, China. Emerg Infect Dis. 2014; 20 (2): 340-42.

43. **Pisney L , Barron M, Jackson Janelle S, Bamberg W.** Notas no terreno: surto hospitalar de *Klebsiella pneumoniae* resistente aos carbapenemes e produtora de metalo-beta-lactamase de Nova Deli - Denver, Colorado, 2012. MMWR Morb Mortal Wkly Rep. 2013; 62(6):108.

44. **Villegas MV, Pallares CJ, Escandón-Vargas K, Hernández-Gómez C, Correa A, Álvarez C et al.** Characterization and Clinical Impact of Bloodstream Infection Caused by Carbapenemase-Producing *Enterobacteriaceae* in Seven Latin American Countries. PLoS ONE. 2016 ; 11 (4): e0154092.

45. **de Araujo CF, Silva DM, Carneiro MT, Ribeiro S, Fontana-Maurell M, Alvarez P et al.** Deteção de genes de carbapenemases em ambientes aquáticos no Rio de Janeiro, Brasil. Antimicrob Agents Chemother. 2016; 60 (7): 4380-83.

46. **Zahedi Bialvaei A, Samadi Kafil H, Ebrahimzadeh Leylabadlo H, Asgharzadeh M, Aghazadeh M.** Disseminação de carbapenemases que produzem bactérias Gram negativas no Médio Oriente. Iran J Microbiol. 2015 ; 7 (5): 226-46.

47. **Poirel L, Potron A, Nordmann P.** OXA-48-like carbapenemases: The phantom menace. J Antimicrob Chemother. 2012; 67(7):1597-606.

48. **Logan LK, WeinsteinRA.**The Epidemiology of Carbapenem-Resistant *Enterobacteriaceae*: The Impact and Evolution of a Global Menace. J Infect Dis. 2017; 215(suppl1):S28-S36.

49. **Manenzhe RI, Zar HJ, Nicol MP, Kaba M.** A propagação de bactérias produtoras de carbapenemases em África: uma revisão sistemática. J Antimicrob Chemother. 2015; 70 (1): 23-40.

50. **Metwally L, Gomaa N, Attallah M, Kamel N.** Alta Prevalência de Resistência Mediada por Carbapenemase de *Klebsiella Pneumoniae* em Isolados de K. Pneumoniae do Egito. East Mediterr Health J. 2013; 19 (11): 947-52.

51. **Mushi MF, Mshana SE, Imirzalioglu C, Bwanga F.** Genes de carbapenemase entre isolados clínicos Gram-negativos resistentes a múltiplos fármacos de um hospital terciário em Mwanza, Tanzânia. BioMed Res Int. 2014 ; 303104 :1-6.

52. **Poirel L, Revathi G, Bernabeu S, Nordmann P.** Deteção de *Klebsiella Pneumoniae* produtora de NDM-1 no Quénia. Antimicrob Agents Chemother. 2011 ; 55 (2): 934-36.

53. **Barguigua A, El Otmani F, Talmi M, Zerouali K, Timinouni M.** Emergência de isolados de *Enterobacteriaceae* resistentes a carbapenem na comunidade marroquina. Diagn Micr Infec Dis. 2012 ; 73 (3): 290-91.

54. **Barguigua A, El Otmani F, Talmi M, Zerouali K, Timinouni M.** Prevalência e tipos de β-lactamases de espetro alargado entre isolados urinários de *Escherichia Coli* na comunidade marroquina. Microb Pathog.2013; 61-62: 16-22.

55. **Chouchani C1, Marrakchi R, Ferchichi L, El Salabi A, Walsh TR.** VIM e IMP Metallo-β-Lactamases e outras β-Lactamases de espetro alargado em *Escherichia Coli* e *Klebsiella Pneumoniae* de amostras ambientais num hospital tunisino: VIM E IMP METALLO-β-LACTAMASES. APMIS. 2011 ; 119 (10): 725-32.

56. **Leski TA, Bangura U, Jimmy DH, Ansumana R, Lizewski SE, Li RW, Stenger DA, Taitt CR, Vora GJ.** Identificação dos genes blaOXA-51-like, blaOXA-58, blaDIM-1 e blaVIM Carbapenemase em isolados hospitalares de *Enterobacteriaceae* da Serra Leoa. J Clin Microbiol. 2013; 51 (7): 2435-38.

57. **Brink AJ, Coetzee J, Corcoran C, Clay CG, Hari-Makkan D, Jacobson RK et al.** Emergência de carbapenemases OXA-48 e OXA-181 entre *Enterobacteriaceae* na África do Sul e evidência de seleção in vivo de resistência à colistina como consequência da descontaminação selectiva do trato gastrointestinal. J Clin Microbiol. 2013; 51 (1): 369-72.

58. **Mnif B, Ktari S, Chaari A, Medhioub F, Rhimi F, Bouaziz M et al.** Disseminação nosocomial de isolados de *Providencia Stuartii* portadores de BlaOXA-48, BlaPER-1, BlaCMY-4 e QnrA6 num hospital tunisino. J Antimicrob Chemother. 2013; 68 (2): 329-32.

59. **Ktari S, Mnif B, Louati F, Rekik S, Mezghani S, Mahjoubi F et al.** Propagação de isolados de *Klebsiella Pneumoniae* que produzem OXA-48 - Lactamase num hospital universitário tunisino. J Antimicrob Chemother. 2014; 66 (7): 1644-46.

60. **Mansour W, Haenni M, Saras E, Grami R, Mani Y, Ben Haj Khalifa A et al.** Surto de *Klebsiella Pneumoniae* resistente à colistina e produtora de carbapenemase na Tunísia. J Glob Antimicrob Res. 2017; 10: 8894.

61. **Ouertani R, Ben Jomàa-Jemili M, Gharsa H, Limelette A, Guillard T, Brasme L et al.** Prevalência de uma nova variante dos plasmídeos OXA-204 e OXA-48 Carbapenemases codificados em isolados clínicos de *Klebsiella Pneumoniae* na Tunísia. Microb Drug Resist. 2018; 24 (2): 142-49.

62. **Ktari S, Arlet G, Mnif B, Gautier V, Mahjoubi F, Ben Jmeaa M, Bouaziz M, Hammami A.** Emergência de isolados de *Klebsiella Pneumoniae* resistentes a múltiplos fármacos que produzem VIM-4 Metallo-β-Lactamase, CTX-M-15 β-Lactamase de espetro alargado e CMY-4 AmpC β-Lactamase num hospital universitário tunisino. Antimicrob Agents Chemother. 2006; 50 (12): 4198-4201.

63. **Chouchani C, Marrakchi R, Henriques I, Correia A.** Ocorrência de IMP-8, IMP-10 e IMP-13 Metallo-β-Lactamases Localizadas em Integrões de Classe 1 e Outras β-Lactamases de Espectro Alargado em Isolados Bacterianos de Rios Tunisinos. Scand J Infect Dis. 2013; 45 (2): 95-103.

64. **Hammami S, Gautier V, Ghozzi R, Da Costa A, Ben-Redjeb S, Arlet G.** Diversidade em integrões de classe 1 codificadores de VIM-2 e transporte ocasional de blaSHV2a em isolados de um clone persistente e multirresistente de *Pseudomonas aeruginosa* da Tunísia. Clin Microbiol Infect. 2010 ; 16 (2): 189-93.

65. **Hammami S, Boutiba-Ben Boubaker I, Ghozzi R, Saidani M, Amine S, Ben Redjeb S.** Surto nosocomial de *Pseudomonas aeruginosa* resistente a imipenem e produtora de metalo-β-lactamase VIM-2 numa unidade de transplante renal. Diagn Pathol. 2011; 6: 106.

66. **Lahlaoui, H, Poirel L, Barguellil F, M B Moussa, Nordmann P.** β-lactamase OXA-48 de classe D hidrolisante de carbapenem em isolados de *Klebsiella pneumoniae* da Tunísia. Eur J Clin Microbiol Infect Dis. 2012; 6: 937-39.

67. **Cuzon G, Naas T, Lesenne A, Benhamou M, Nordmann P.** OXA-48 β-Lactamase mediada por plasmídeo que hidrolisa o Carbapenem em *Klebsiella Pneumoniae* da Tunísia. Int J Antimicrob Agents. 2010 ; 36 (1): 91-93.

68. **Chouchani C, Marrakchi R, Ferchichi L, El Salabi A, Walsh TR.** VIM e IMP Metallo-β-Lactamases e outras β-Lactamases de espetro alargado em *Escherichia Coli* e *Klebsiella Pneumoniae* de amostras ambientais num hospital tunisino: VIM E IMP METALLO-β-LACTAMASES. APMIS. 2011 ; 119 (10): 725-32.

69. **Ben Nasr A, Decré D, Compain F, Genel N, Barguellil N, Arlet G.** Emergência de NDM-1 em associação com OXA-48 em *Klebsiella pneumoniae* da Tunísia. Antimicrob Agents Chemother. 2013; 57 (8): 4089-90.

70. **Saidani M, Hammami S, Kammoun A, Slim A, Boutiba-Ben Boubaker I.** Emergência de *Enterobacteriaceae* produtoras de carbapenemases OXA-48 resistentes a carbapenemases na Tunísia. J Med Microbiol. 2012 ; 61: 1746-49.

71. **Tenney J, Hudson N, Alnifaidy H, Li JTC, Fung KH.** Factores de risco para a aquisição de organismos multirresistentes em infecções do trato urinário: uma revisão sistemática da literatura. Saudi Pharm J. 2016; 26 (5): 678-84.

72. **Shilo S, Assous MV, Lachish T, Kopuit P, Bdolah-Abram T, Yinnon AM et al.** Risk Factors for Bacteriuria with Carbapenem-Resistant *Klebsiella Pneumoniae* and Its Impact on Mortality: A Case-Control Study. Infection. 2013 ; 41(2): 503-9.

73. **Lee DS, Choe HS, Kim HY, Yoo JM, Bae WJ, Cho YH et al.** Papel da

idade e do sexo na determinação da resistência aos antibióticos em infecções febris do trato urinário. Int J Infect Dis. 2016; 51: 89-96.

74. **Pavese P.** Nosocomial urinary tract infections: definition, diagnosis, pathophysiology, prevention, treatment. Med Mal Infect. 2003; 33 :266- 74.

75. **Mariappan S, Sekar U, Kamalanathan A**. *Enterobacteriaceae* produtoras de carbapenemases: factores de risco de infeção e impacto da resistência nos resultados. Int J Appl Basic Med Res. 2017; 7 (1): 32-39.

76. **Kaase M, Schimanski S, Schiller R, Beyreiß B, Thürmer A, Steinmann J et al.** Investigação multicêntrica de *Escherichia Coli* e *Klebsiella Pneumoniae* produtoras de carbapenemases em hospitais alemães. Int J Med Microbiol. 2016; 306 (6): 415-20.

77. **Tang HJ, Hsieh CF, Chang PC, Chen JJ, Lin YH, Lai CC et al.** Clinical Significance of Community- and Healthcare-Acquired Carbapenem-Resistant *Enterobacteriaceae* Isolates. PLoS One. 2016 ; 11 (3): e0151897.

78. **Dizbay M, Guzel Tunccan O, Karasahin O, Aktas F.** Emergência de infecções por *Klebsiella spp.* resistentes aos carbapenemes num hospital universitário turco: epidemiologia e factores de risco. J Infect Dev Ctries. 2014 ; 8 (1).44-9.

79. **Shah BR, Hux JE.** Quantifying the Risk of Infectious Diseases for People with Diabetes (Quantificação do risco de doenças infecciosas para pessoas com diabetes). Diab Care. 2003 ; 26 (2): 510-13.

80. **Nitzan O, Elias M, Chazan B, Saliba W.** Infecções do trato urinário em pacientes com diabetes mellitus tipo 2: revisão da prevalência, diagnóstico e tratamento. Diabetes Metab Syndr Obes. 2015; 8:129-36

81. **Lin MY, Lyles-Banks RD, Lolans K, Hines DW, Spear JB, Petrak R et al.** A importância dos hospitais de cuidados agudos de longa duração na epidemiologia regional da *Klebsiella Pneumoniae* Enterobacteriaceae produtora de carbapenemase. Clin Infect Dis. 2013; 57 (9): 1246-52.

82. **Rossini A, Di Santo SG, Libori MF, Tiracchia V, Balice MP, Salvia A.** Fatores de risco para a colonização de *Enterobacteriaceae* produtoras de carbapenemase de portadores assintomáticos na admissão em um hospital de reabilitação italiano. J Hosp Infect. 2016; 92 (1): 78-81.

83. **Kunin CM.** Genitourinary Infections in the Patient at Risk: Extrinsic Risk Factors (Infecções geniturinárias em pacientes de risco: factores de risco extrínsecos). Am J Med. 1984; 76 (5A): 131-39.

84. **Nickel JC, Costerton JW, McLean RJ, Olson M.** Bacterial Biofilms: Influence on the Pathogenesis, Diagnosis and Treatment of Urinary Tract Infections. J Antimicrob Chemother. 1994; 33 (suppl A): 31-41.

85. **Jacobsen SM, Stickler DJ, Mobley HL, Shirtliff ME.** Complicated

Catheter-Associated Urinary Tract Infections Due to *Escherichia coli* and *Proteus mirabilis (*Infecções complicadas do trato urinário associadas a cateteres devidas a *Escherichia coli* e *Proteus mirabilis)*. Clin Microbiol Rev. 2008; 21 (1): 26-59.

86. **Hooton TM, Bradley SF, Cardenas DD, Colgan R, Geerlings SE, Rice JC et al.** Diagnóstico, prevenção e tratamento da infeção do trato urinário associada a cateteres em adultos: Diretrizes de Prática Clínica Internacional de 2009 da Sociedade de Doenças Infecciosas da América. Clin Infect Dis. 2010; 50(5): 625-63.

87. **Smith ZL, Dua A, Saeian K, Ledeboer NA, Graham MB, Aburajab M et al.** Um novo protocolo evita a amostragem de endoscópios para *Enterobacteriaceae* resistentes a carbapenem: experiência de um centro com um surto anterior. Dig Dis Sci. 2017; 62 (11): 3100-3109.

88. **Faye K.** Utilização veterinária de antibióticos: impacto na resistência bacteriana aos antibióticos na saúde animal e humana. Antibiotiques. 2005 ; 7 (1): 45-52.

89. **Pontiès V, Soing-Altrach S, Savitch Y, Dortet L, NAAS T, Bernet C et al.** Episódios envolvendo enterobacteriaceae produtoras de carbapenemases em França - Revisão epidemiológica nacional de 31 de dezembro de 2015. Santé Publique France.

90. **Nordmann P, Cuzon G, Naas T.** The Real Threat of Klebsiella Pneumoniae Carbapenemase-Producing Bacteria. Lancet Infect Dis. 2009 ; 9 (4): 228-36.

91. **de maio Carrilho CM, de Oliveira LM, Gaudereto J, Perozin JS, Urbano MR, Camargo CH et al.** Estudo prospetivo do tratamento de infecções por *Enterobacteriaceae* resistentes a carbapenem e fatores de risco associados ao desfecho. BMC Infect Dis. 2016; 16 (1): 629.

92. **Alexander EL, Loutit J, Tumbarello M, Wunderink R, Felton T, Daikos G et al.** Infecções por *Enterobacteriaceae* resistentes a carbapenem: resultados de uma série retrospetiva e implicações para a conceção de ensaios clínicos prospectivos. Open Forum Infect Dis. 2017; 4 (2): ofx063.

93. **Lee YC, Hsiao CY, Hung MC, Hung SC, Wang HP, Huang YJ et al.** A infeção bacterêmica do trato urinário causada por *Enterobacteriaceae* resistente a múltiplos medicamentos está associada à sepse grave na admissão: implicação para a terapia empírica. Medicine. 2016; 95 (20): e3694.

94. **Qureshi ZA, Syed A, Clarke LG, Doi Y, Shields RK.** Epidemiologia e resultados clínicos de pacientes com bacteriúria de *Klebsiella Pneumoniae* resistente a carbapenem. Antimicrob Agents Chemother. 2014; 58 (6): 3100-04.

95. **El Mahi F.** Perfil epidemiológico das Enterobacteriaceae produtoras de

carbapenemases diagnosticadas no CHU Ibn Sina-Rabat. 2013; n:95.

96. **Zilberberg MD, Nathanson BH, Sulham K, Fan W, Shorr AF.** Resistência ao carbapenem, tratamento empírico inadequado e resultados entre pacientes hospitalizados com infeção do trato urinário *por Enterobacteriaceae,* pneumonia e sepse. BMC Infect Dis. 2017; 17(1):279.

97. **Xu Y, Gu B, Huang M, Liu H, Xu T, Xia W, Wang T.** Epidemiologia das *Enterobacteriaceae* resistentes aos carbapenemes (CRE) durante 2000-2012 na Ásia. J thorac Dis. 2015; 7(3) : 376-85.

98. **Jans B, Catry B, Glupezynsk Y.** Vigilância epidemiológica das Enterobacteriaceae resistentes aos carbapenemes (CPE) na Bélgica: de janeiro de 2012 a junho de 2014. Instituto Científico de Saúde Pública, Bruxelas. www.nsih.be; acedido em 28 de agosto de 2018.

99. **Van Duin D, Cober E, Richter SS, Perez F, Kalayjian RC, Salata RA et al.** Impacto da terapia e do tipo de estirpe nos resultados das infecções do trato urinário causadas por *Klebsiella Pneumoniae* resistente aos carbapenemes. J Antimicrob Chemother. 2014; 70(4): 1203-11.

100. **Naas T.** Os desafios das bactérias altamente resistentes. http://www.rencontressantepubliquefrance.fr/wp-content/uploads/2018/06/NAAS.pdf, acedido em 27 de agosto de 2018.

101. **Mezzatesta ML, La Rosa G, Maugeri G, Zingali T, Caio C, Novelli A et al.** Atividade in vitro da fosfomicina trometamol e de outros antibióticos orais contra uropatógenos multirresistentes. Int J Antimicrob Agents. 2017 ; 49(6): 763-66.

102. **Alexander RT, Marschall J, Tibbetts RJ, Neuner EA, Dunne WM Jr, Ritchie DJ.** Treatment and Clinical Outcomes of Urinary Tract Infections Caused by KPC-Producing Enterobacteriaceae in a Retrospective Cohort [Tratamento e resultados clínicos de infecções do trato urinário causadas por Enterobacteriaceae produtoras de KPC numa coorte retrospetiva]. Clin Ther. 2012 ; 34(6): 1314-23.

103. **Papst L, Beovic B, Pulcini C, Durante-Mangoni E, Rodriguez-Baño J, Kaye KS et al.** Tratamento antibiótico de infecções causadas por bacilos Gram-negativos resistentes a carbapenem: um inquérito transversal internacional da ESCMID entre especialistas em doenças infecciosas que exercem a sua atividade em grandes hospitais. Clin Microbiol Infect.2018; 24(10): 1070-76.

104. **Lee GC, Burgess DS.** Treatment of *Klebsiella Pneumoniae* Carbapenemase (KPC) Infections: A Review of Published Case Series and Case Reports. Ann Clin Microbiol Antimicrob. 2012 ; 11: 32.

105. **Sader HS, Farrell DJ, Jones RN.** Tigecycline Activity Tested against

Multidrug-Resistant *Enterobacteriaceae* and *Acinetobacter Spp.* Isolated in US Medical Centers (2005-2009) [Atividade da tigeciclina testada contra *Enterobacteriaceae* e *Acinetobacter Spp.* resistentes a múltiplos fármacos isoladas em centros médicos dos EUA (2005-2009)]. Diagn Microbiol Infect Dis. 2011; 69(2): 223-27.

106. **Van Duin D, Cober E, Richter SS, Perez F, Kalayjian RC, Salata RA et al**. Residence in Skilled Nursing Facilities is Associated with Tigecycline Non-Susceptibility in Carbapenem-Resistant *Klebsiella pneumoniae*. Infect control hosp epidemiol. 2015; 36(8): 942-48.

107. **Jeong SH, Kim HS, Kim JS, Shin DH, Kim HS, Park MJ et al**. Prevalência e caraterísticas moleculares de *Enterobacteriaceae* produtoras de carbapenemase de cinco hospitais na Coreia. Ann Lab Med.2016; 36(6): 529-35.

108. **Brust K, Evans A, Plemmons R**. Resultado favorável no tratamento da infeção do trato urinário de *Enterobacteriaceae* resistente a carbapenem com tigeciclina de alta dose. J Antimicrob Chemother.2014; 69(10): 2875-76.

109. **Gales AC, Jones RN, Sader HS**. Contemporary Activity of Colistin and Polymyxin B against a Worldwide Collection of GramNegative Pathogens: Results from the SENTRY Antimicrobial Surveillance Program (2006-09). J Antimicrob Chemother.2011; 66(9): 2070-74.

110. **Garonzik SM, Li J, Thamlikitkul V, Paterson DL, Shoham S, Jacob J et al**. Farmacocinética populacional de metanossulfonato de colistina e colistina formada em pacientes criticamente doentes de um estudo multicêntrico fornecem sugestões de dosagem para várias categorias de pacientes. Antimicrob Agents Chemother.2017; 55(7): 3284-94.

111. **Sandri AM, Landersdorfer CB, Jacob J, Boniatti MM, Dalarosa MG, Falci DR et al**. Farmacocinética populacional de polimixina B intravenosa em pacientes criticamente doentes: implicações para a seleção de regimes de dosagem. Clin Infect Dis.2013; 57(4): 524-31.

112. **Falagas ME, Rafailidis PI, Ioannidou E, Alexiou VG, Matthaiou DK, Karageorgopoulos DE et al.** Colistin Therapy for Microbiologically Documented Multidrug-Resistant Gram-Negative Bacterial Infections: A Retrospective Cohort Study of 258 Patients. Int J Antimicrob Agents.2010; 35(2): 194-99.

113. **Carmeli Y, Akova M, Cornaglia G, Daikos GL, Garau J, Harbarth S et al**. Controlling the spread of carbapenemase-producing Gram-negatives: therapeutic approach and infection control. Clin Microbiol Infect. 2010;16(2):102-11.

114. **Falagas ME, Rafailidis PI, Kofteridis D, Virtzili S, Chelvatzoglou FC, Papaioannou V et al.** Risk factors of carbapenem- resistant *Klebsiella*

pneumoniae infections: a matched case control study. J Antimicrob Chemother. 2007; 60(5):1124-30.

115. **Banerjee S, Sengupta M, Sarker TK**. Fosfomycin Susceptibility among Multidrug-Resistant, Extended-Spectrum Beta-Lactamase- Producing, Carbapenem-Resistant Uropathogens. Indian J Urol. 2017 ; 33(2): 149.

116. **Michalopoulos A, Virtzili S, Rafailidis P, Chalevelakis G, Damala M, Falagas ME.** Intravenous Fosfomycin for the Treatment of Nosocomial Infections Caused by Carbapenem-Resistant *Klebsiella Pneumoniae* in Critically Ill Patients: A Prospective Evaluation [Fosfomicina intravenosa para o tratamento de infecções nosocomiais causadas por *Klebsiella Pneumoniae* resistente a carbapenem em doentes críticos: uma avaliação prospetiva]. Clin Microbiol Infect. 2010; 16(2): 184-86.

117. **Daikos GL, Markogiannakis A.** *Klebsiella Pneumoniae* produtora de carbapenemases: (Quando) podemos ainda considerar o tratamento com carbapenemes. Clin Microbiol Infect. 2011; 17(8): 1135-41.

118. **Giamarellou H, Galani L, Baziaka F, Karaiskos I.** Eficácia de um regime de carbapenem duplo para infecções em seres humanos devido a *Klebsiella Pneumoniae* resistente a pandemia produtora de carbapenemase. Antimicrob Agents Chemother. 2013; 57(5): 2388-90.

119. **Tzouvelekis LS, Markogiannakis A, Piperaki E, Souli M, Daikos GL.** Treating Infections Caused by Carbapenemase-Producing *Enterobacteriaceae* (Tratamento de Infecções Causadas por *Enterobactérias* Produtoras de Carbapenemase). Clin Microbiol Infect. 2014; 20(9): 862-72.

120. **Cattoir, V.** Treatment of infections due to carbapenemase-producing Enterobacteriaceae. J Antiinfec. 2014; 16(3): 99-105.

121. **Mashni O, Nazer L, Le J.** Revisão crítica da terapia com carbapenem duplo para o tratamento de *Klebsiella Pneumoniae* produtora de carbapenemase. Ann Pharmacother.2018; doi: 10.1177/1060028018790573. [E pub ahead of print].

122. **Murri R, Fiori B, Spanu T, Mastrorosa I, Giovannenze F, Taccari F et al.** Terapia com trimetoprim-sulfametoxazol para doentes com infecções por *Klebsiella Pneumoniae* produtora de carbapenemase: série de casos retrospectivos de um único centro. Infection. 2017 ; 45(2): 209-13.

123. **Falagas ME, Lourida P, Poulikakos P, Rafailidis PI, Tansarli GS.** Tratamento antibiótico de infecções devidas a *Enterobacteriaceae* resistentes a carbapenem: avaliação sistemática das provas disponíveis. Antimicrob Agents Chemother. 2014; 58(2): 654-63.

124. **Chang YY, Chuang YC, Siu LK, Wu TL, Lin JC, Lu PL et al.** Caraterísticas clínicas de doentes com *Klebsiella Pneumoniae* e *Escherichia*

Coli não susceptíveis a carbapenem em unidades de cuidados intensivos: um estudo multicêntrico a nível nacional em Taiwan. J Microbiol Immunol Infect. 2015; 48(2): 219-25.

125. **Thaden JT, Pogue JM, Kaye KS.** Role of Newer and ReEmerging Older Agents in the Treatment of Infections Caused by Carbapenem-Resistant *Enterobacteriaceae*. Virulence. 2017 ; 8(4): 40316.

126. Avycaz (Avibactam e Ceftazidima) Histórico de aprovação da FDA. Drugs.com. https://www.drugs.com/history/avycaz.html, acedido em 24 de agosto de 2018.

127. **Vazquez JA, González Patzán LD, Stricklin D, Duttaroy DD, Kreidly Z, Lipka J et al.** Efficacy and Safety of Ceftazidime-Avibactam versus Imipenem-Cilastatin in the Treatment of Complicated Urinary Tract Infections, Including Acute Pyelonephritis, in Hospitalized Adults: Results of a Prospective, Investigator-Blinded, Randomized Study. Curr Med Res Opin. 2012 ; 28(12): 1921-31.

128. **Hecker SJ, Reddy KR, Totrov M, Hirst GC, Lomovskaya O, Griffith DC et al.** Descoberta de um inibidor de ß-lactamase de ácido borónico cíclico (RPX7009) com utilidade contra carbapenemeses de serina de classe A. J Med Chem. 2015 ; 58 :3682-92.

129. **Livermore DM, Mushtaq S, Warner M, Woodford N.** Atividade in vitro da Eravaciclina contra *Enterobacteriaceae* e *Acinetobacter Baumannii* resistentes aos carbapenemes. Antimicrob Agents Chemother. 2016; 60(6): 3840-44.

130. **Zhanel GG, Lawson CD, Zelenitsky S, Findlay B, Schweizer F, Adam H et al.** Comparação do aminoglicosídeo de nova geração Plazomicin com Gentamicina, Tobramicina e Amicacina. Expert Rev Anti Infect Ther. 2012 ; 10(4): 459-73.

131. **Livermore DM, Mushtaq S, Warner M, Zhang JC, Maharjan S, Doumith M, Woodford N.** Activity of Aminoglycosides, Including ACHN-490, against Carbapenem-Resistant Enterobacteriaceae Isolates. J Antimicrob Chemother. 2011 ; 66(1): 48-53.

132. **Xu L, Sun X, Ma X.** Revisão sistemática e meta-análise da mortalidade de doentes infectados com Klebsiella pneumoniae resistente aos carbapenemes. Ann Clin Microbiol Antimicrob. 2017 ; 16 :18.

133. **Instituto Nacional de Saúde Pública do Québec.** Medidas de prevenção e controlo das Enterobacteriaceae produtoras de carbapenemases nos ambientes care.https://www.inspq.qc.ca/sites/default/files/publications/2375_preventi on_control_enterobacteries_carbapenemases.pdf, acedido a 29 de agosto de 2018.

134.	**Naas T**. Epidemiologia e prevenção das enterobactérias Produtores de	carbapenemases.http://www.cpias-auvergnerhonealpes.fr/Reseaux/ATB_BMR/Journees/2016/NAAS_BHRe _EPC.pdf, acedido em 28 de agosto de 2018.

135.	**Tacconelli E, Cataldo MA, Dancer SJ, De Angelis G, Falcone M, Frank U et al**. Orientações da ESCMID para a gestão das medidas de controlo de infecções para reduzir a transmissão de bactérias Gram-negativas multirresistentes em doentes hospitalizados. Clin microbiol infect. 2014; 20:1-55.

136.	**Carrër A, Fortineau N, Nordmann P.** Use of the ChromID extended-spectrum beta-lactamase medium for detecting carbapenemase- producing Enterobacteriaceae. J Clin Microbiol. 2010;48:1913-4.

137.	**Schechner V, Straus-Robinson K, Schwartz D, Pfeffer I, Tarabeia J, Moskovich R et al**. Avaliação de testes baseados na PCR para a vigilância de membros da família Enterobacteriaceae resistentes aos carbapenemes e produtores de KPC. J Clin Microbiol. 2009;47:3261-5.

Ficha de informação

Nome do doente ; **Nome próprio :** **Número do ficheiro :**

Idade ; **Sexo: M □ F □** **Origem :**

Duração do internamento

Serviço : **Entrada:** **Saída :** **hospitalar (dias)**

I. <u>Hábitos de vida :</u>

Nível socioeconómico: baixo □médio **□alto □**

Tabaco: **não □sim** **□**

Álcool:não □sim **□**

Comportamentos de risco/vício: não □ ou (especificar;   )

Noção de viagem recente): não □ sim □ (especificar -país :

-duração da estadia :

-ttt durante a estadia: não □ sim □

-hospitalização: não □ sim □

II. <u>Historial médico :</u>

1) História de doença crónica

-Diabetes :	não □	sim □
-HTA :	não□	sim □
-Dislipidemia :	não□	sim □
-COPD :	noû	sim □
-Outras patologias respiratórias :	não□	sim □ (especificar :)
-Insuficiência cardíaca :	noi!	sim □
-Insuficiência renal: não □		sim □
Doença autoimune: não^l		sim □ (especificar:)
-Neoplasia progressiva :	noi]	sim □ (especificar:)
-Hemopatias malignas :	noi]	sim □ (especificar:)
-radioterapia/quimioterapia:	não[]	sim □
-ttt imunossupressor :	não□	sim □
-Terapia com corticosteróides a longo prazo:		sim □
não□		ou□
-Bexiga neurológica: não Q]		sim □
-Outros :		sim Y (especificar o local)

2) <u>História urológica :</u>

		sim □
- cólica renal: não ⊓		sim □
-Litíase urinária conhecida: não Q		sim □ (tipo de :)
-Adenoma da próstata:	não □	oui □
-Uretrite e/ou prostatite:	não []	não □oui□ (especificar a duração:)
-uropatia malformativa:	não □	)
-cateterização urinária:	não []	não □oui□ (especificar a causa:)

Em caso afirmativo, especificar o tipo de inquérito:não□   sim □ (especificar a causa:)
-transitório :
-permanente : - intermitente :

____

3) História de infecções :

***Infecções do trato urinário :** não □ sim □

Em caso afirmativo, especificar :

Data	Tipo de infeção urinária (cistite, PNA, ITU masculina)	Germe envolvido	ATB prescrito (molécula, dose, duração)	Tratamento em regime de internamento ou ambulatório	Duração do internamento hospitalar	Possíveis complicações

***Infecções que não sejam do trato urinário:** não D sim □

Tipo de infeção	data	ATB (molécula, dose, duração)	hospitalização		
			não	sim	
				serviço	Duração da estadia

4) História de hospitalização nos últimos 6 meses: não □ sim □

Em caso afirmativo, especificar : - departamento :

-duração do internamento :

5) História de cirurgia nos últimos 6 meses: não sim □

Em caso afirmativo, especificar o tipo :

6) Utilização anterior de antibióticos (nos últimos 6 meses): não □ sim □

Em caso afirmativo, especificar: -moleculas e duração do tratamento: -peniA O

   (duração :   )

-   C3G   O   (duração   :   )

-   Fluoroquinolonas I-I   (duração :   )

-   Carbapenemes □ (duração :   )

-   Outros : O

a--

-cumprimento: bom □ mau □

7) Material estranho colocado nos últimos 6 meses: não Q sim Q

(Se sim, especificar o tipo: cateter urinário□)

Cateter venoso central □

Fístula arteriovenosa □

Material de osteossíntese □

Outros :

III. <u>Motivo da hospitalização :</u>

*Departamento de internamento : *Viés: URG Q C.ext Q Transferir médico LP

IV. <u>Exame de acesso :</u>

Condição geral :   T°= TA= Fc= FR= Dextro=

Teste de urina :(Au : Gu : L : N :   )

Presença de um sopro cardíaco: não □sim   □

Presença de insuficiência respiratória: não □sim   □ (especificar:)

SGC= /15; estado de consciência: normal □alterado   ]

Dor lombar em sacudidelas: não Q sim Q

TR: normal D próstata aumentada□   próstata sensível O

Pontuação pSOFA :

Outra anomalia:

V. <u>Testes adicionais:</u>

<u>1) Biologia</u>

*NFS: (HB=   g/dl;   VGM= ; TCMH= ; CCMH=

GB= ^{3}/mm ; ^{3}com PNN= /mm e linfócitos= / mm^3

Plq=   /mm^3 ∘

* TP=   TCK=   fibrinogénio=

*Ureia=   mmol/l Créat= umol/l

*ALAT=   UI/l   ASAT= UI/l

*CRP=   mg/l

*GDS: (PH=   ;   PaO2= ; PaCO2= ; HCO3-=

SaO2= ; Lactatos=)

*Culturas de sangue (número=) :

Número da cultura de sangue	Cultura		
	negativo	Positivo	
		Germe	antibiograma
n°1			
n°2			
n°3			

[33]*ECBU:(L= /mm ; H= /mm ; cultura= Antibiograma :

*Outros débitos diretos :

amostragem -pus   □ (cultura :   antibiograma :   )

-cultura da ponta do cateter vesical □ (cultura :   antibiograma :   )

-Crescendo um pedaço de KT   □ (cultura :   antibiograma :   )

-ECBC   □ (cultura :   antibiograma :   )

-outros :

<u>2) Radiologia :</u>

-Radiotórax: normal O   patológico O (especificar as anomalias ;   )
-AUSP :   não feito EJ   done Π (se done especificar ; normad lithiasû)
-Ecografia renal e da bexiga/vesicoprostática: não efectuada □ efectuada □

*Rim e bexiga: -normal □
-patológico O (nefromegalia □ dilatação do CPtfJ litíaseJ
Diminuição da diferenciação córtico-medular □
                    Hipoecogenicidade cortical □ Abcesso renal □
                    Sequelas da PNAJ Espessamento da bexiga □

Outros □
*prostatica: -normal □
-patológico □(aumento do tamanho da próstata □ calcificações^
Outros   □)
-CT: não efectuadaQ efectuada 0 (se efectuada, especificar; normal Π patológica [])
-outros :

VI. Tratamento

1) Antibioticoterapia: monoterapia Q   combinação de TBAs Q

Molécula			
Dose			
Pista			
Duração			

*switch: não□ sim □
Em caso afirmativo, especificar : - o prazo :
                    -a causa: - o insucesso (evolução desfavorável, complicação...) Q
                    adaptação aos testes de suscetibilidade aos antibióticos: Π - desescalonamento].
                                                                - escalada □
-    efeitos adversosD (especificar:)
-    interações medicamentosas □
-termos e condições

Molécula			
Dose			
Via de administração			
Duração			

2) Outros tratamentos

VII. Desenvolvimentos

Favorável Desfavorável

1/ se favorável, especificar :
-tempo de apirexia (dias) :
- mudança nos sinais funcionais: - regressão (tempo ;   )Π
-desaparecimento (tempo ;)□
-Saída: nãoO sim □

Molécula			
Forma			
Dose			
Duração			

Retrocesso: não D sim □ (tempo de seguimento:)

2/ se desfavorável :

-÷ complicação: □

(A complicação está relacionada com: -infeção □ (especificar:)

- Decúbito dorsal prolongado □

-descompensação de um defeito subjacente ∏

-÷ morte: □ -atraso: - causa:

VIII. <u>Custos</u>

* **Custo da hospitalização =**
* **Custo da terapia antibiótica =**

TÍTULO   Infecções do trato urinário causadas por Enterobacteriaceae resistentes aos carbapenemes

Resumo

O aparecimento de infecções do trato urinário por enterobactérias resistentes aos carbapenemes é um problema de saúde alarmante, particularmente em países com recursos limitados. O objetivo do nosso trabalho é descrever as caraterísticas epidemioclínicas, paraclínicas, terapêuticas e evolutivas destas infecções, bem como os factores envolvidos na seleção destas estirpes resistentes. Trata-se de um estudo descritivo retrospetivo que inclui todos os doentes internados nos serviços do Hospital Universitário Taher Sfar Mahdia (de janeiro de 2015 a abril de 2018) que apresentaram uma infeção do trato urinário por Enterobacteriaceae resistente aos carbapenemes. Foram inscritos vinte e três doentes. Tinham uma idade média de 57,3 anos com um rácio de sexo M/F= 0,77. A maioria dos doentes (47,8%) foi admitida numa unidade de cuidados intensivos médicos. A infeção foi associada aos cuidados de saúde em 56,5% dos casos. Os principais factores de risco para a aquisição de ERC foram: antibioterapia prévia (beta-lactâmicos), hospitalização prévia, procedimento invasivo nos últimos seis meses e história de infeção do trato urinário no último ano. Uma análise univariada dos diferentes factores de risco de acordo com a espécie bacteriana isolada mostrou uma associação entre a cateterização da bexiga e a ITU por *Klebsiella pneumoniae* resistente aos carbapenemes ($p = 0,026$). O quadro clínico foi grave na maioria dos casos (69,6%): deterioração do estado geral e da consciência em 69,6% e 56,5% dos casos, respetivamente. Oito doentes (34,7%) encontravam-se em sépsis ou em choque sético. Do ponto de vista biológico, verificou-se uma hiperleucocitose e uma PCR elevada em 82,6% e 95,6% dos casos, respetivamente. Os germes isolados foram *Klebsiella pneumoniae* (69,5%), *Enterobacter cloacae* (26,0%) e *Enterobacter aerogenes* (4,3%). A taxa de suscetibilidade aos antibióticos das estirpes isoladas foi: 100% para a colistina, 87% para a amicacina e a fosfomicina, 56,5% para a tigeciclina, 17,4% para a sulfa/trimetoprim e 13% para a gentamicina. Foi indicada uma combinação de antibióticos em 19 casos (82,6%). As combinações de antibióticos mais frequentemente prescritas foram colimicina + tigeciclina e tigeciclina + amicacina. A análise univariada mostrou que a prescrição de tigeciclina estava significativamente associada a um desfecho desfavorável *(p = 0,032)*. O desfecho também dependeu da gravidade do quadro clínico: a sépsis grave ou o choque sético foram significativamente associados à morte *(p = 0,026)*. O custo médio do tratamento destas infecções foi de 3334,4 DT +/- 2844,9. As infecções do trato urinário resistentes aos carbapenemes são um problema de saúde na Tunísia. As estratégias de intervenção devem ser integradas e direcionadas para os decisores, os prescritores e os doentes.

Título : Erobacteriaceae resistentes aos carbapenemes em infecções do trato urinário

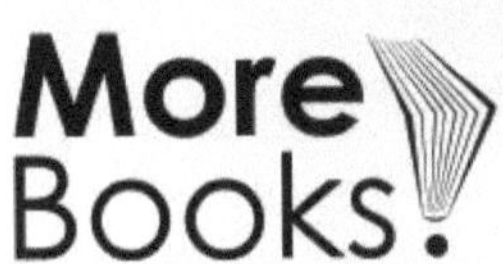

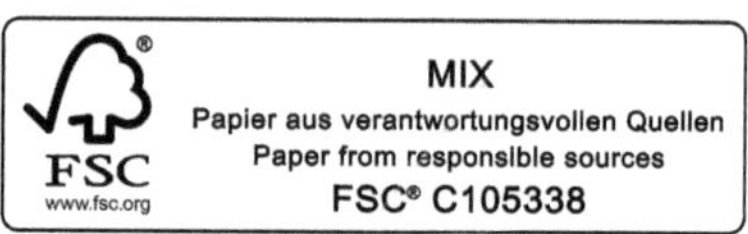

Printed by Books on Demand GmbH, Norderstedt / Germany